［日］荻野淳也○著

李耀添○译

没时间休息的休息法

机械工业出版社

CHINA MACHINE PRESS

本书基于谷歌、宝洁、福特等世界 500 强企业都在推行的正念方法，为"忙得连休息的时间都没有"的你，送上了特别设计的七大正念冥想法，去应对日常的忙乱生活中的七种疲惫和烦躁心情。哪怕忙得抽不出时间，你也能在站立、坐下、走路、等待、洗漱、吃饭、清扫等过程当中，获得充分的休息，让情绪得到调适，改善人际关系，实现身心健康。

「心のざわざわ・イライラを消すがんばりすぎない休み方 すき間時間で始めるマインドフルネス」（荻野淳也）KOKORO NO ZAWAZAWA・IRAIRA WO KESU GAN-BARISUGINAI YASUMIKATA SUKIMA ZIKANDE HAZIMERU MINDFULNESS Copyright © 2018 Junya Ogino Original Japanese edition published by Bunkyosha Co., Ltd., Tokyo, Japan Simplified Chinese edition published by arrangement with Bunkyosha Co., Ltd. through Japan Creative Agency and Shinwon Agency Co.

本书由 Bunkyosha Co., Ltd. 授权机械工业出版社在中国大陆地区（不包括香港、澳门特别行政区及台湾地区）出版与发行。未经许可的出口，视为违反著作权法，将受法律制裁。

北京市版权局著作权合同登记 图字：01-2020-4423 号。

图书在版编目（CIP）数据

没时间休息的休息法：日常生活中的正念冥想指南/（日）荻野淳也著；李耀添译 . —北京：机械工业出版社，2020.10（2024.6 重印）
ISBN 978-7-111-67194-7

Ⅰ . ①没… Ⅱ . ①荻… ②李… Ⅲ . ①休息 Ⅳ . ①R163

中国版本图书馆 CIP 数据核字（2020）第 257285 号

机械工业出版社（北京市百万庄大街 22 号　邮政编码 100037）
策划编辑：廖 岩 责任编辑：廖 岩 李佳贝
责任校对：李 伟
责任印制：李 昂
北京联兴盛业印刷股份有限公司印刷
2024 年 6 月第 1 版第 4 次印刷
145mm×210mm · 5.25 印张 · 3 插页 · 71 千字
标准书号：ISBN 978-7-111-67194-7
定价：59.00 元

电话服务　　　　　　　网络服务
客服电话：010-88361066　机 工 官 网：www.cmpbook.com
　　　　　010-88379833　机 工 官 博：weibo.com/cmp1952
　　　　　010-68326294　金 书 网：www.golden-book.com
封底无防伪标均为盗版　机工教育服务网：www.cmpedu.com

译者序

你是否时常会感觉疲惫，感觉各种琐事正一点点地盘剥着自己的注意力，让自己无法集中精神，做真正想做的事呢？你是否经历过早已列入计划内的事，却迟迟得不到执行的情况呢？你是否也曾遇到自己难以对付的人，并苦于同其搭话交流感情呢？

每个人都盼望生活在盛世，都渴望经济可以持续发展。然而，当社会的齿轮在飞速运转时，作为螺丝钉的每一位普通人，偶尔也会在超负荷的工作压力下，迷失自我，离既定目标渐行渐远。

通过奋斗，我们创造了一个富强、美好、文明的现代社会。但是，或许我们的认识还可以更深邃，或许生活在这一社会中的我们，仍然有进一步从精神层面升华自我的余地。

正念式思维，让躁动的内心归于平静，让有限的注意力集中在特定范围内，激发自我潜能，进而认同自己，理解他人，让自己变得善于处理各类关系，重新认识自己所处的环境，最终实现自我同环境的和谐共生。

通过翻译本书，我得以先于各位读者阅读本书，并率先接触到荻野淳也先生所认识的正念思想，遂尝试着将书中提到的一些正念练习技巧运用在了日常生活中，我个人从中受益良多。

好的方法值得借鉴。希望通过对本书的阅读，各位读者能获取新知，遇到更好的自己。

2020 年 8 月 3 日，星期一
李耀添

前　言

不知为何，心情烦闷，

容易烦躁……有没有感觉

很容易疲惫呢?

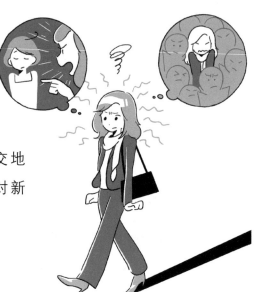

每天早上在公交地铁上煎熬，在公司对新员工感到烦躁。

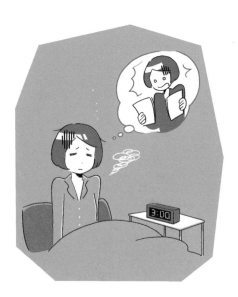

因为自己做不到的事情而自责，睡觉前满脑子都是不安和思考。

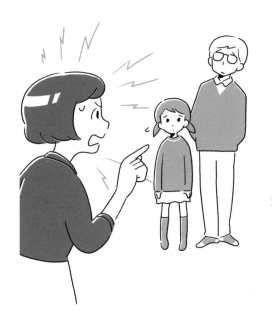

厌恶对丈夫和
孩子感到烦躁而又
易怒的自己。

工作时考虑孩子，
和孩子在一起时又考虑
工作。

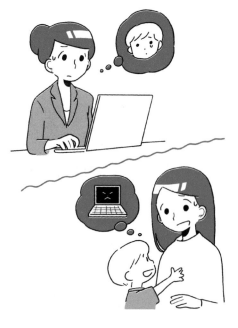

不能专注于眼前的事情——正是那些"忙得连休息的时间都没有"的人，才应该尝试一下心灵的休息方式。

差不多该开始珍惜自己的生活了吧。

目　　录

译者序

前　言

致不经意间努力过头的人 …………………… 002

给没有时间的人的休息方法 ………………… 003

"冥想"是一件奇怪的事吗 …………………… 007

广受认可的心灵训练 ………………………… 008

任何人都可以，任何时候都可以 …………… 009

试着做基础的呼吸和姿势吧 ………………… 012

无法坚持正念的人请看这里 ………………… 014

既非治病灵药，也非魔法 …………………… 016

1 身心紊乱 对身体的感觉变得敏感 ……… 019

通过扫描身体来倾听身体的声音 …………… 020

把手放在肚子上呼吸 ………………………… 022

首先调整好姿势 ……………………………… 024

满怀谢意地为双手涂抹护手霜 ……………… 026

肚子饿之前不吃饭 ·············· 028

用惯用手之外的另一只手刷牙 ·············· 030

坦率面对"舒服"的感觉 ·············· 032

观察发痒的地方或疼痛的地方 ·············· 034

2 杂乱无章 把生活打理得井井有条 ·············· 037

正念饮食让你不会吃撑 ·············· 038

即便只是第一口也要使用正念进食法 ·············· 040

美酒虽好，也须适量饮用 ·············· 042

不要通过照片看世界，而要直接用眼睛观赏 ·········· 044

仅仅彻底清扫一处 ·············· 046

种种植物 ·············· 047

提高睡眠质量，在睡觉前进行正念 ·············· 048

不买不需要的东西 ·············· 050

在日程上留余地，在内心留余地 ·············· 052

品尝内心的"寂静" ·············· 054

在沐浴中进行正念练习 ·············· 056

3 烦躁不安 缓解烦躁情绪的习惯 ·············· 057

行走冥想——无论何时都能进行的冥想 ·············· 058

决定早上最佳的启动时间 ·············· 060

仔细地洗脸 ·············· 061

不选择在公交地铁上焦躁不安 ………………… 062

等红绿灯是调整心情的好时机 ………………… 064

让自己变成会出声问候的人 …………………… 065

在电梯中数呼吸的次数 ………………………… 066

双手端着杯子喝水 ……………………………… 068

细细品味一粒巧克力 …………………………… 070

意识到身边人的呼吸 …………………………… 072

找到自己的秘密避风港 ………………………… 074

在酒店的休息室中喝茶 ………………………… 076

伴着花香散步 …………………………………… 077

一边感知香味一边泡茶 ………………………… 078

发送信息前要深呼吸 …………………………… 080

办理下班的"check out" ……………………… 082

使用完毕的东西或地方，要清理得比使用前都干净

………………………………………………… 084

用双手打开和关上门 …………………………… 086

等待时间是"神明馈赠的空余时间" ………… 087

不是从天气预报，而是从天空的样子来感知天气 … 088

4 渴望休息 决定：这一天让自己休息 ……… 089

通过观察冥想，训练像小狗似的"意识" ………… 090

亲近大海，赤脚漫步海岸 ⋯⋯⋯⋯⋯⋯⋯⋯⋯⋯⋯ 092

步犀寻山，漫步于林，被郁郁葱葱的大自然所环抱

⋯⋯⋯⋯⋯⋯⋯⋯⋯⋯⋯⋯⋯⋯⋯⋯⋯⋯⋯⋯⋯ 094

登高望远 ⋯⋯⋯⋯⋯⋯⋯⋯⋯⋯⋯⋯⋯⋯⋯⋯⋯⋯ 095

停用社交软件 ⋯⋯⋯⋯⋯⋯⋯⋯⋯⋯⋯⋯⋯⋯⋯⋯ 096

轻断食，体会空腹的感觉 ⋯⋯⋯⋯⋯⋯⋯⋯⋯⋯⋯ 098

一个人的小型旅行 ⋯⋯⋯⋯⋯⋯⋯⋯⋯⋯⋯⋯⋯⋯ 100

遵守与自己的约定 ⋯⋯⋯⋯⋯⋯⋯⋯⋯⋯⋯⋯⋯⋯ 102

只去见真正想见的人 ⋯⋯⋯⋯⋯⋯⋯⋯⋯⋯⋯⋯⋯ 104

5 　不擅交际　通过保持恰当的距离改善人际关系

⋯⋯⋯⋯⋯⋯⋯⋯⋯⋯⋯⋯⋯⋯⋯⋯⋯⋯⋯⋯⋯ 105

关怀冥想 ⋯⋯⋯⋯⋯⋯⋯⋯⋯⋯⋯⋯⋯⋯⋯⋯⋯⋯ 106

认为眼前的人 "Just like me"（和我完全一样）⋯⋯ 108

送给对方名为 "倾听" 的礼物 ⋯⋯⋯⋯⋯⋯⋯⋯⋯ 110

面对不同于自己的人要感同身受 ⋯⋯⋯⋯⋯⋯⋯⋯ 112

正念式对话 ⋯⋯⋯⋯⋯⋯⋯⋯⋯⋯⋯⋯⋯⋯⋯⋯⋯ 114

思考 50 个赞美对方的词语 ⋯⋯⋯⋯⋯⋯⋯⋯⋯⋯ 116

思考 50 种感谢对方的话语，告诉对方其中的 1 种 ⋯⋯ 118

要处理好与离别之人的关系 ⋯⋯⋯⋯⋯⋯⋯⋯⋯⋯ 120

心里想着 "也许这是最后一次见他" 再道别 ⋯⋯⋯ 122

6 情绪不稳 让躁动不安的心平静下来 ········ 123

恢复力冥想 ·· 124

给烦躁的心情起个名字并写下来 ·················· 126

如果感到愤怒，请乘坐"西伯利亚北铁路"冷静下来

··· 128

把失败看作"喜剧电影的一幕" ·················· 130

在没有人看见的情况下拾起垃圾 ·················· 132

祈祷眼前陌生人的幸福 ···························· 134

承认"身体也有不舒服的时候" ·················· 136

一天感谢三件事 ···································· 137

7 迷途的羔羊 变得更加喜欢自己，对未来充满期待

··· 139

让思维变得有条理的"书写冥想"——日志 ········ 140

思考自己所珍视的事情 ···························· 142

思考生命的意义 ···································· 143

想象理想中的未来 ································· 144

赞美自己 ··· 145

创建"100个梦想"列表 ·························· 146

后记 ··· 148

参考文献 ··· 151

致不经意间努力过头的人

　　每天都很忙。忙于工作、家务、必须要做的事情。虽然本不打算勉强自己,但不知为何觉得很累。虽然日程大都安排得很充实,但却总有一种每天随波逐流的感觉。通过SNS(社交软件)看到周围人的每一天都是异彩纷呈,和别人一比自己就没有自信了。我想任何人都会有感到烦躁、烦闷的时候。特别是处于当今时代的女性,为了在工作、结婚、养育孩子、自己的生活方式等方面发挥各种各样的作用,有很多人会浑然不觉地付出努力。如果你觉得"可能有点累"的事情越来越多,也许可以让自己的身心多休息一下。这不是惯着自己,而是保持身心健康所必需的。

给没有时间的人的休息方法

"虽然想休息，但没有时间休息。"忙碌的人可能会这么觉得。我们正是想让这样的人知道，有一种方法可以让你静下心来休息大脑。你听过"正念"这个词吗？正念是指把精力集中在"此时此刻"的状态。以此为目标的锻炼之一就是正念冥想。这是消除了带有宗教色彩的部分，可改善职场表现、领导力、身心健康等的方法，如今在世界各地的众多企业中都得到了广泛的实践。近年来，人们也在不断地进行着关于正念能带来什么样效果的研究。原本主要是通过将精力集中于此刻，来提高注意力、察觉到感情的变化，结果却了解到其具有广泛的益处。

对内心的良好效果

∨

- 积极情绪高涨

- 消除抑郁情绪

- 对抗焦虑症

- 压力得到缓解

- 心灵变得丰富、人际关系扩大

- 成为有同情心的人

- 减少寂寞

- 提升感情控制力

- 提升自省能力

对身体的良好效果

∨

- 提高免疫功能

- 镇痛

- 从细胞层次抑制炎症

如果问那些持续了半年以上正念练习的人的变化,会得到如下的答案。某位正在抚养孩子的妈妈不再歇斯底里地生气了,如果以前的情绪化程度是 10 分的话,后来变到了 7 分左右,孩子也变得更喜欢她了。某位以自由职业为工作的女性也说,自己变得可以控制情绪了,遇到问题时也不再恐慌,而是心想"没关系",从而让心情平静下来,再一一应对。某位在一家 IT 外企努力工作的女性,在公司内成立了一个小组,该小组会在每周一由几个人一起做正念练习。刚从周末休息中回来的周一,心情容易变得沉重,但是每周参加正念练习的大家称赞说,"抱有期待了""是我们一周转换心境的环节"。正如本书开头举的例子,如果你只是反复响应产生压力的原因,那么你永远也摆脱不了压力不断的生活。

通过正念练习来察觉自己的内心状态,当压力产生时,我们自己便可选择该如何反应。

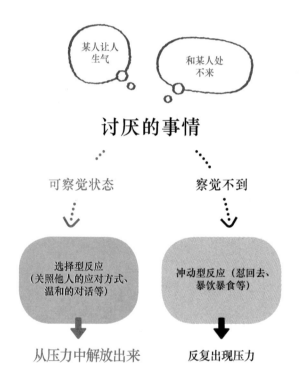

"冥想"是一件奇怪的事吗

听到冥想,可能很多人都会觉得这是一件奇怪的事。但事实上,正念冥想原本是以佛教禅宗的教义为基础的,有人对富有宗教色彩的事物有抵触情绪。然而人们对新兴事物感到不安的情况并不鲜见。例如,现如今从年轻女性到大龄男性都很喜爱瑜伽,但是当瑜伽最开始出现在日本的时候,人们会说瑜伽"具有宗教气息!""很怪异!""真的有效果吗?"但是因为真正接触瑜伽的人们感受到了好处,所以瑜伽的形象也逐渐产生了变化,由此那种怪异感觉也渐渐地消散了。正念正处于这样的阶段,很多人现在正在对其进行研究,它是一种心灵锻炼,而越来越多的人可以从中体验到效果。近年来,职业网球运动员诺瓦克·德约科维奇、足球运动员长友佑都和本田圭佑,以及众多其他运动员开始练习冥想。

甚至有运动员公开宣称正念是一种"心灵与大脑的运动"，可以说对自我调节也大有裨益。

广受认可的心灵训练

你遇到过以下情况吗？即便你想集中精力做好一件事，但仍然会收到邮件和短信通知，于是不知不觉一件事变成了多件事。当今时代信息与日俱增、瞬息万变，我们时常需要担负压力，这使我们很难集中精力去做一些事情。对于想要在这样的时代积极向上的人来说，正念是很有效的。所以，最近谷歌、脸书、宝洁和福特等世界知名企业开始引进这一方式。以企业为单位推行正念，能让每一个职场员工获得所谓"well – being"的"真健康"，同时也有助于企业发展。世卫组织对健康的定义是："健康不仅是没有疾病或不羸弱，还包括躯体上、精神上和社会上均处于丰盈充沛的状态。"

换句话说，只是"身体没有疾病"，不能称为真健康。值得一提的是，谷歌正为正念付出努力。在新技术方面不断推陈出新的谷歌，处于以结果为导向的严苛环境中，因此谷歌同时也力求让每个员工达到 well-being 的状态。从2007 年起，谷歌推行了名为"Search Inside Yourself"（探索内在的自己）的以正念为基础的能力开发计划。我被这项精彩的计划所吸引，后来花费数年在雅虎日本等众多日本企业开展了基于正念的培训项目。

任何人都可以，任何时候都可以

为了不出现试着做了正念练习，但觉得"做不下去"所以要放弃这一状况，这里有几件想让你了解的事。

❶任何人都能做到

任何人都可以掌握正念冥想。有的人就算经常做正念,也会遇到挫折,由此他们向我坦白称:"放弃的原因是无法集中精力。"但是,每个人真正感受到正念所需的时间是存在差异的。而如果察觉到了杂念,反而说明正处于正念状态。因为一旦进入冥想状态,杂念便会涌现,而在那时,不要觉得"杂念涌现出来了,所以得放弃了",而应该是因为已察觉到了杂念,所以只须将精力集中在此刻的呼吸上即可。

❷不评判很重要

"做到了""做不到",也许有人在任何事情上都想弄清是非黑白。但是,具备"不评判"思维是正念的重要思考方式之一。思考方式不是"因为杂念涌现,所以无法冥想",而是"此刻杂念正在涌现"。重要的是接受此刻的状态。如果现在就断定"不行""没做到",思维便会停滞。冥想时,让我们和那些偏颇的评判说再见吧。

❸未必会立竿见影

一旦尝试正念冥想,有人认为自己只需一两天便能做到明察秋毫,但当事与愿违、体会不到时则会感到失望。其实对于正念效果的体会原本就存在个体差异。这同自己所具备的注意力的强弱有关,并非在任何人身上都能迅速见效。有人说,自己花了半年左右的时间才体会到效果。不过如果非要说出个平均值,每天进行 5～10 分钟的冥想且持续一周左右的话,应该就会体会到内心的变化。

❹在任意地方开始一次呼吸

我经常会听到"虽然对正念感兴趣,但是无法每天坚持"的意见。理想情况是每天能够利用 5～10 分钟左右认真冥想。但如果忙到 5～10 分钟时间也抽不出来的话,只冥想 1 分钟也是可以的。更甚者,即便不冥想也可以。我过去教过的一些学生说:"抽不出冥想的时间,每天只在淋浴的时候才会意识到正念。"

挑习惯最容易养成的时间,先以持续下去作为目标吧。

试着做基础的呼吸和姿势吧

首先,我将说明一下正念概念中的基础冥想。

基础的姿势

❶坐在椅子上,摆正骨盆,有意让双脚分开,脚掌贴地。

❷想象所有后背上的骨头都舒展开来,然后放松背部肌肉,肩膀转动 3~4 次,进行扩胸运动。

❸双手放在膝盖上。

❹眼睛全闭或半闭,摆出舒适的姿势。

此时,如果出现背疼的话,请使用靠垫等辅助物品,静心探索足以让人集中精力呼吸的姿势。

基础的呼吸

采用腹式呼吸法舒缓地呼吸,即从鼻子吸进来再从鼻子吐出去,吸的时候腹部胀起,吐的时候腹部凹陷。但其实正念冥想对呼吸并没有严格的规定,所以重要的是能反复呼吸让自己放松。

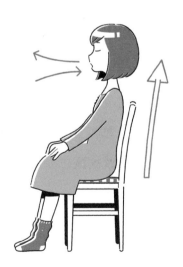

姿势准备就绪后，就要重复基础呼吸。顺便说一下，平躺时的心理状态容易让人犯困，所以一般不推荐。有关冥想的时间，初学者从 5～10 分钟开始。习惯冥想的人和想体会到更深层次的精力集中的人，需要花 30～40 分钟。正念进行时，与其漫无目的地冥想，不如在开始前提前意识到目标或意图，例如"要通过冥想清心静气"等。人只要有目标或意图，行动和语言就会发生改变。在开始正念前，先调整好姿势，同时要有培养属于自己的小目标的习惯。

无法坚持正念的人请看这里

对于正念来说，比起一口吃成个大胖子，不如每天细水长流。坚持 10 分钟的冥想或许很难，但集中精力进行一天一次、一次三回的呼吸应该可以做到。

另外，我们甚至不需要专门进行"冥想"，而是可以把它安排在某个习惯上，以顺便的形式的话，似乎更容易坚持下去。一位女士说过，自己在去健身房之前一定会进行冥想，最后便形成了习惯。此外，正念还可用在时间与心情的切换中。如果我们能坚持一点一滴的积累，在一天中，会逐渐察觉到更多的"此时此刻"。生活中，品味"此时此刻"的时间越多，或许就越能体会到人生之美好。在如何达到正念状态方面，没有严格的规定，并不是非得冥想才能达到正念。如果我们可以将精力集中在"此时此刻"，那么不论是做饭、走路抑或是吃饭、对话都可以进行实践。

本书为我们提供了察觉"此时此刻"的方法，请从中挑选自己可以做到的、适合自己的部分开始吧。

既非治病灵药，也非魔法

正念冥想是锻炼心智的一种方法，在尝试正念冥想时有以下几点需要注意。

❶它不是用来治病和疗伤的方法。

在以治疗精神疾病或减轻疼痛为目的的医疗领域也能见到正念的身影，而且研究证明正念对人的身心都具有良好效果。但如果您打算利用正念治病或疗伤，请务必获得医生的支持。

❷无论如何都请试着坚持一段时间。

正念冥想并非刚开始就能开花结果（体会到效果）。如果因判断"没有效果"而选择放弃，这正属于做了评判。

而我们要放弃评判,重要的是坚持一段时间。

❸冥想并非转运法。

冥想并非魔法或者转运法。但是,通过冥想却可以治愈消极情绪和心理创伤,从结果来看,人们可能会感觉日常生活和想法发生了变化,变得阳光了,幸运了。正念并非无所不能的魔法,但是当由正念带来的注意力和平静的内心得以扩展时,生活将会发生变化,人际关系也会发生变化,而改变生活方式也将成为可能。同时还有人通过正念成功减肥和抑制愤怒。在旁人看来,这似乎是一种魔法,但这是通过锲而不舍获得的必然结果。

本书的使用方法

本书由七部分构成。第一部分论及身体的感觉;第二部分论及生活;第三部分论及日常的小习惯;第四部分论及休息;第五部分论及人际关系;第六部分论及内心的烦闷;第七部分论及如何能变得更喜欢自己。

每部分开头都会介绍一种正规冥想,我们可以称其为正念的基础篇。

当然你不必全部做到,只要试着从你想要融入自己生活中的部分开始即可。

1

身 心 紊 乱

Bad Condition

对身体的感觉变得敏感

试着把注意力放在自己自然活动的身体上吧。

首先试着通过正念的基础练习——

"扫描身体",

来倾听自己身体的声音。

通过扫描身体来倾听身体的声音

当我们心烦意乱无法平静时，先从安抚身体开始吧。

为了掌握身体状态，我推荐大家扫描身体。

人们常说"气得浑身发抖"，也证明心情和身体息息相关。

如果能通过扫描身体将我们的意识指向身体的感觉，那么我们对于愤怒、悲伤等感情的管理就会变得更加容易。

对于每次的用时并无规定，长的话，可以花一个小时将精力集中在感觉上。没有时间的人也可以只扫描肚子或脚等身体的某一部位。

在扫描身体的过程中，可能有人虽然将意识指向了身体，却没有感觉。

此时，没必要评判自己"做不到"而使自己失落。

接受"感觉并未涌现"这一事实，然后继续下去吧。

通过扫描身体，使自己对身体的感觉变得敏感，进而对自己的情绪也变得敏感。也得以让自己养成不被愤怒或悲伤等平常让人束手无策的情绪所左右的习惯，使自己更容易地同心情达成和解。同时，对之前并未察觉到的身体变化变得敏感，也有助于我们调节身体状况。

扫 描 身 体

⌄

1	和正念的姿势一样，双脚着地，挺直脊背，端正姿势，慢慢地反复呼吸。
2	首先要把意识移至头顶，让意识从头顶向下降。
3	从耳朵到额头、再从眼睑到下巴，慢慢地移动感觉，注意过程中所感受到的发热感、不协调感、安心感。
4	结束脸部扫描后，将意识移至上半身。此时可能会感觉到酸疼或隐隐作痛。
5	当到达肚子时，把意识转向丹田，即肚脐往下三根手指处，想象空气流入此处，反复呼吸数次。
6	有余力的人也可以对内脏进行扫描，可能会感觉到胃和肠道的蠕动。
7	意识移至下半身后，按顺序下降至脚尖，最后将意识移至每一根脚趾。
8	感受到脚底按压地面后，就要把意识调整到呼吸上，然后进行三次深呼吸，最后慢慢睁开眼睛。

把手放在肚子上呼吸

呼吸浅，就是紧张。

深呼吸一次，心便可平静。

当我们紧张或不安时，身体会下意识地变硬，呼吸会变浅。

同时，无论是焦虑的时候还是说话快的时候，呼吸都容易变浅。

这时，我们应试着把意识转向此刻的自己，感受呼吸的速度。

如果你感觉到了呼吸，请避免用胸部进行深呼吸，而应调整到用腹部深呼吸。

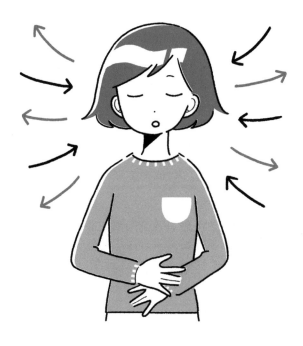

　　这时把手放在肚子上，在吸气的同时，感觉肚子的隆起，逐渐加深呼吸。

　　虽然并无"理想速度"之说，但推荐习惯后有意识地延长一次呼吸的时间，并且在一次呼吸上花费 30 秒左右，慢慢地进行。

　　随着呼吸加深，心中的焦躁情绪和不安感可能会得到缓解，内心趋于平静。

首先调整好姿势

想改变自身情绪，就要重新审视自己此刻的姿势。

只通过这一点，心情就会发生变化。

正在阅读这本书的你，

此刻的姿势是什么样呢？

是否正在弓着后背呢？

禅的世界里存在"调身、调息、调心"的思想。

在这种"通过调整身体来调整呼吸，通过调整呼吸来调整心灵"的思想中，各部分缺一不可。

姿势是调整心灵的基础和第一步。请试着回顾一下日常生活，当我们感到困倦或者心情忧郁的时候，姿势一般会摆不正。

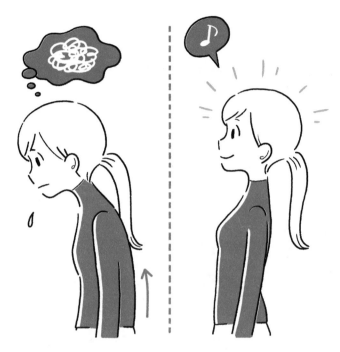

人的心灵同姿势、行动相关联。

做个小实验吧。

试着一边扬起自己的嘴角，一边说出此刻想到的负面的话。

是不是有很多人脑海中并未浮现出负面词汇呢?

和姿势与消极情绪的关联一样，心灵同身体相关联。

人在满脸笑容时，会难以想到消极的事情。

满怀谢意地为双手涂抹护手霜

涂抹护手霜时目视双手，

将意识转向理应感受到的手的感觉上。

生活中，最先且最多传递感觉的部位就是我们的手。

但是，仅仅关注手本身，并没有多少能得到慰藉的机会。

平时有使用护手霜的话，在涂抹时，请不要边做某事边涂抹，而要试着专注于手的感觉。

从碰触护手霜时的感觉，到逐渐习惯其温度时的感觉。

细心地涂抹到每一根手指、每一处关节。此时，满怀谢意地对眼前的手，道一声："谢谢你一直以来所付出的努力。"

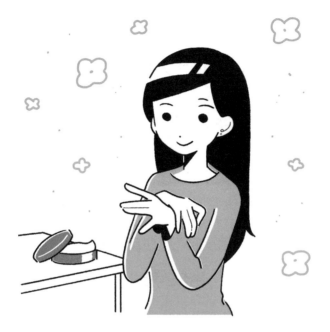

　　在我介绍的正念练习中，有一项名为"观察手三分钟"的练习。

　　试着稍微观察一下手掌，就会发现皱纹之纤细、脉搏跳动之轻快，以及些许的温暖等，会有很多意想不到的新发现。

　　合上这本书后似乎会很容易忘记"观察手"，但是通过涂抹护手霜，应该就可以把注意力集中在手上。

肚子饿之前不吃饭

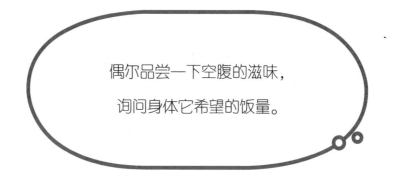

偶尔品尝一下空腹的滋味，

询问身体它希望的饭量。

"一日三餐，为了健康，好好地吃饭吧"，这是不言而喻的。然而，实际上，一日三餐是从江户时代开始流传的观念，竟然是一种相当新的想法。

在天天饱食的现代，甚至有些医学家认为一天三餐的饮食习惯，反而吃得太多了。

我们真的是感觉肚子饿了才吃饭的吗？

因为午餐时间到了，因为这是我和我的朋友们的酒会，在平时的例行公事中，即便肚子不饿，或者即使没有

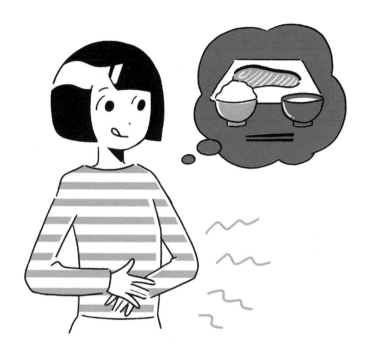

产生食欲，我们不也会因为惯性而吃饭吗？

　　不固守三餐，在感觉肚子饿的时候，顺从这一感觉，由此来决定吃饭的时间，这样做会怎么样呢？

　　习惯吃零食的人，有时会在肚子不饿的时候，依靠惯性进食。但是适当的空腹有助于提高注意力，使我们的消化系统得到休息。

用惯用手之外的
另一只手刷牙

试着用一下平常不用的身体部分，
可能会因为感到不灵活，而产生新发现。

　　试着用非惯用手做一些日常的动作的话，就会发现不灵活等各种身体感觉。

　　例如，惯用右手的人，请试着用左手刷牙。

　　更简单的做法是，试着用非惯用手操作鼠标。有些身体感觉只有在感受到违和感之后才会察觉。

　　一般认为，人的身体要左右平衡为好，但是，如此的话，非惯用手或那些不被使用的身体部位就会逐渐无法

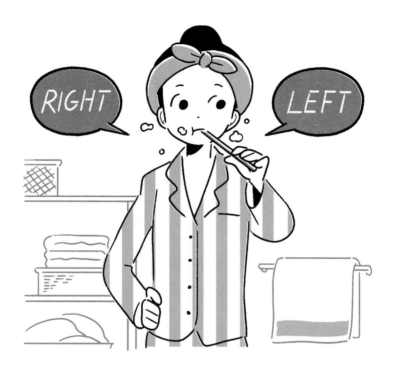

随心所欲地活动，脑神经也会变得迟钝。

　　现如今我们已经知道，脑神经有可塑性，会越用越变化、越进步、越灵活。

　　试着使用非惯用手以及动一动脚趾等，通过积极地活动平时不常使用的身体部分，来享受一下耳目一新的身体感觉吧。

坦率面对"舒服"的感觉

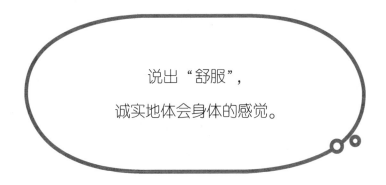

说出"舒服",

诚实地体会身体的感觉。

在一天结束的时候揉一揉腿,根据当天度过方式的不同,有时会察觉到皮肤的质感和粗糙程度等身体变化。

揉腿的时候,不要一边看电视一边揉,而要试着把意识移至腿部,使注意力集中在舒适度上。

在东方医学中,脚趾和脚掌被认为与内脏有关联。将意识集中在劳累一天的腿上,这既能让人心情舒畅,又能激发迎接新一天的活力。

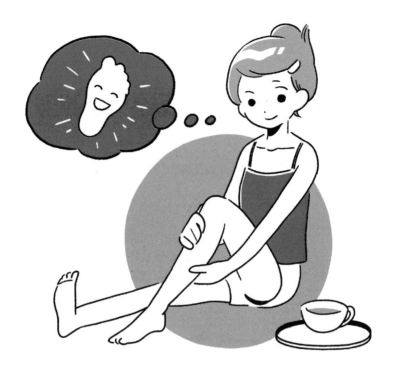

　　另外，为了放松身体而进行伸展运动时，人们会下意识地活动发硬部位，容易发生硬拉伸发硬部位的情况。

　　与其胡乱拉伸，不如仔细感受一下活动的感觉和伸展的肌肉，然后发出"好舒服啊"的声音，试着体验一下此刻积极的感觉吧。

　　在伸展、揉腿的时候，通过察觉到积极的心情，然后说出"好舒服！"这句话，这样就能从心底治愈自己。

观察发痒的地方或疼痛的地方

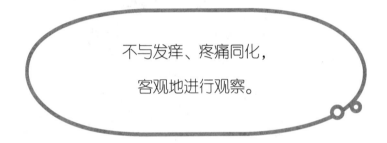

不与发痒、疼痛同化，

客观地进行观察。

在感觉到发痒或疼痛时，有时是身体某个部位真的受到了损伤，而有时，却是神经做出了一种虚假反应，导致身体产生了不协调感。

如果是后者，试着观察一下感受到刺激的部位吧。

如果身体感觉"现在好痒啊""感觉就像有小虫在爬"的话，我们要一边将注意力集中到呼吸上，一边摆脱不协调感。

有可能感觉会发生变化，也有可能疼痛和瘙痒自己就会消失。

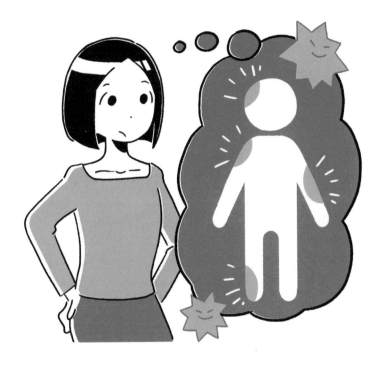

　　一般认为，疼痛、发麻等令人讨厌的刺激，大多伴随不安、担心等负面情绪。

　　利用这一原理，正念也可以用于晚期医疗。

　　死期将至的人，不仅要应对疼痛，还要应对随之而来的消极情绪。如何度过剩下的时间就变得重要起来。

　　比起忧虑未来，不如专注此刻，释放不安，这样即使症状并未得到缓解，也能平心静气、安心恬荡。

2

杂 乱 无 章

Confused

把生活打理得井井有条

如果感觉生活被忙碌所左右的话，

压力就会在不知不觉中堆积起来。

不要随波逐流，而要自己察觉生活中的细节。

首先，请把意识转向最基本的事——"饮食"。

正念饮食让你不会吃撑

吃东西时，我们会用"品尝"这个词，但这个词不仅指代一时的口腹之欲，还指代通过使眼睛、耳朵、鼻子、手等感官更加敏锐，将精力集中在眼前的食物上。

如果一边仔细观察一边吃的话，我们就会察觉到平常没有注意到的食物的色泽和味道的浓郁，起初还可能会大吃一惊。

许多有过实践的人会察觉到"只吃到平时一半的量就饱了!"，然后感觉很开心。

而有一些人，不仅是空腹的时候，有时为了消除烦躁情绪，也会模式化地"吃得饱饱的"。

通过正念饮食，我们就可以感知饮食所带来的喜悦。让身体知道它真正需要的食物数量，从而避免吃撑。

饮食的冥想

⌄

1 仔细观察眼前的菜，
用眼睛品尝吧。
蔬菜的配色和肉的光泽自不必说，最好
还能享受器皿的映衬。

2 用筷子和勺子拿起食材，试着闻一下它
的气味。也可以品尝拿起时食材的重量
和接触食材的感觉。

3 终于要吃到嘴里了。不要立刻咀嚼，享
受舌头的触感，和在口中蔓延的味道以
及鼻中透出的微弱香味。

4 慢慢地咀嚼，享受食物流露出的味道。
同时，将精神集中在口感的变化和咀嚼
的声音上。

5 感受气味和声音的变化，咀嚼 30 次左
右，在感觉食物通过喉咙后，给一次饮
食画上句号。

即便只是第一口也要
使用正念进食法

即便只是第一口，如果认真品尝，
就不会因冲动而吃撑。

　　有关吃的冥想，通常一次要花 15 分钟至 1 个小时左右。对于不具备一个人用餐的条件或者没时间的人，请在吃第一口时，试着做一下正念进食法。凭借将精神集中于第一口上，或许我们会察觉到隐藏在食欲背后的真正欲望。

　　人类是会在刺激下做出反应的生物。

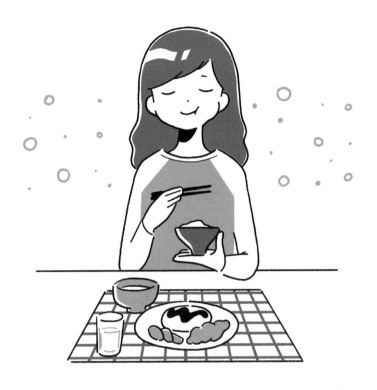

　　总是吃撑的人，可能已经不自觉地产生了"刺激 =
想进食"这一思维定式。

　　禅讲"知足"，意思是要"知道满足"。当我们采用
正念进食法时，就能掌握让自己满足的饭量。

　　有些人还可以渐渐利用冥想、运动等其他方式应对
刺激，最终达到减肥的效果。

美酒虽好，也须适量饮用

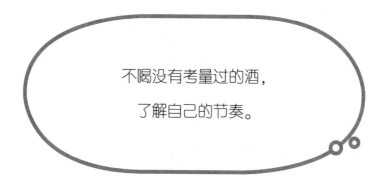

不喝没有考量过的酒，

了解自己的节奏。

　　对于好酒的人来说，有人因酒香而饮，但借酒来释放压力的人也不少。

　　不知道自己有压力，却一个劲儿地喝酒的话，就会过量饮酒。

　　饮酒时，要对自己的酒量做到心中有数，经过掂量后再饮酒。如此便能在"继续喝下去就不是品酒"之时，做到点到为止。

　　而且也能察觉到自己喝过头的原因。

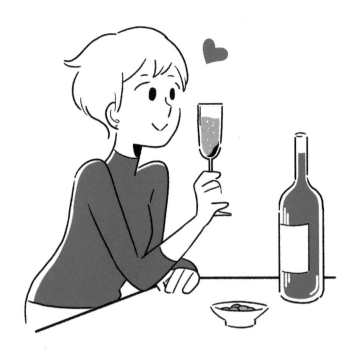

比如，"迎合对方的节奏"等想法就会导致过量饮酒。

有时，人在前一天喝过头后，第二天会后悔，但这种后悔也未必是坏事。如果后悔了，可以回忆一下自己的行为，心想："当时很开心，所以偶尔喝过头一下也可以理解。"还可以回忆一下喝多的原因如"别人劝喝多少，自己就喝了多少"。由此，如果能从本次喝了五杯，减少到下次喝三杯的话，岂不快哉。

因为佳酿而饮？因为愉悦而饮？抑或是因为释放压力而饮？

先从察觉自我状态开始吧。

不要通过照片看世界，
而要直接用眼睛观赏

就要随波逐流时，扪心自问：

"这真的是我想要做的吗？"

有很多人在使用 Instagram（照片墙）和 Twitter（推特）等 SNS（社交软件），但是最近出现了一个新的词语叫作"SNS 疲劳"。想玩转这些软件，重要的是洞察上传行为背后所隐藏的"自己内心的意图"。

比如，不需要否定抱有"因为身边的人在上传，所以自己不由自主地上传了"或"想被他人艳羡"等想法的自己。

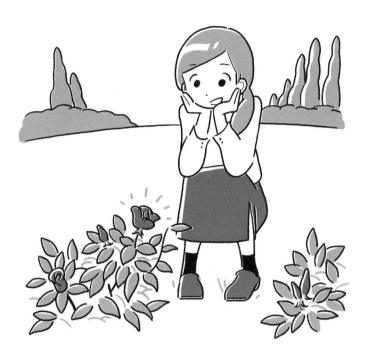

　　但是，如果任凭这些想法左右自己，不停地向 SNS
上传内容的话，就会将明明可以享受的乐趣变成一种负
担。请再试着思考一下，究竟是活在自己的人生中重要，
还是活在别人的评价中重要？

　　在"不由自主地上传"这一动力下，我们容易用手
机过度拍照。如果一味投入到拍照中，而不能充分欣赏
玩味眼前的美景，一切将失去意义。比起透过镜头观察，
不如用自己的五官仔细地观察，品味当时的心情，这样
才是一种更健康的生活方式。

仅仅彻底清扫一处

与其多线操作，不如集中一处。

决定自己的"作务"。

为了尽早结束家务，很多人容易陷入多线操作。但越是不在状态时，越要将精神集中在一件事上。比如，当打扫所有房间会令人郁闷时，请试着先彻底地集中在一处的清扫上。

在佛教的世界中，将清扫、料理等劳作称为"作务"，并将其视为修行的一部分。例如"洗盘子作务"等。如果能将家务也视作特别为自己准备的一项修行的话，心情也会发生变化。顺便提一句，作为休闲服而被大家所喜爱的作务服，也是来源于作务时所穿的工作服。

种种植物

给植物浇水。

看看自己之外的事物，

给自己留些余裕。

　　浇水明明是一件立刻就能够做到的事，但是连浇水都忘记，使植物枯萎……大家都有过这样的经历。这也是衡量心静与否的指标之一。当内心没有余裕的时候，就无法注意到其他事物。如果家中放有一盆植物，那盆植物就是自己心情的指针。

　　只浇浇水当然可以，但是也可以通过正念法来修剪一下植物。观察一下泥土和叶子的状态。如果有花蕾或嫩芽的话，也可以观察一下，由此来刺激我们的五官。

提高睡眠质量，
在睡觉前进行正念

在睡觉前，将精力集中在呼吸上，

让纷繁无序的思绪得以沉静。

　　一般来说，根据人的年龄和身体状况的不同，睡眠的质量也会不同。但是，有很多人虽然有着健康的身体，却无法入睡。导致这些人无法入睡的可能是那些躺在床上时无法停止的思考。

　　当思考无法停止时，你的内心是否潜藏着不安、恐慌、担忧等消极的心情呢？

　　通过将正念导入睡眠时间，有人发现"睡眠得以改善""察觉到了脑海中说话的声音"。

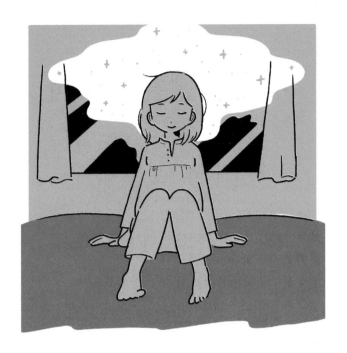

　　在睡前五分钟练习就可以，关掉房间中的照明，摆正姿势后坐下，放松后，将意识转到呼吸上。如果脑海中浮现出对当天的反省或对明天的担忧，先察觉到这些点，再将意识转向呼吸。不习惯的人，可以使用冥想软件等，在其指导下进行。

　　在放松之后，可以直接进入睡眠状态，还可以侧躺进行正念练习。

不买不需要的东西

如果内心没有余裕，很容易买过头。

必要的东西，有一些就够了。

- 房间散乱无章。
- 最近没有称体重。
- 未能察觉到天气的变化和路边的鲜花等。

人们在时间和内心都没有得到调整时，容易产生这些现象。这是心乱的信号。你是否有这样一支心灵温度计？正如"房间乱代表心里乱"所言，如果内心没有余裕，房间就会乱。不少人都有这样的感受吧，不仅没有打扫的时间，同时由于不会关注购买物品的行为，不知不觉就会买了一些生活必需品或貌似会舒缓心情的商品，

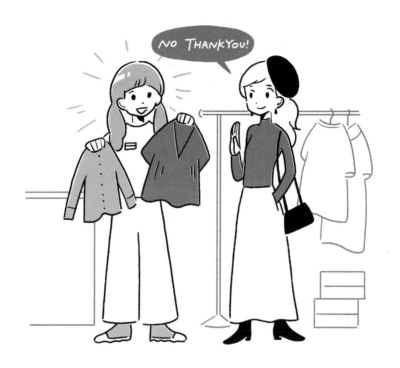

而这也是造成上述感受的一个原因。

　　我在观察了很多人之后，发现了一个共同点。书、衣服、和爱好相关的东西，容易在人心乱的时候增加。但是我们也知道，在物资充裕的时代，买太多的话，也是一种浪费。当我们心想"好想要一个新的"的时候，请正视自己内心的状态，思考是否真的需要。

在日程上留余地，
在内心留余地

在日程中和心中都要留两成余地。

在这份余地上，将有喜从天降。

　　如果任凭被想见的人和感兴趣的事吸引注意力的话，转眼时间就会被填满。原本只求生活充实即可，可突然回头一看，会因为满满当当的计划而感到疲惫不堪，或者未能把时间花在自己真正想做的事情上。

　　我时常会有意遵守"空间法则"。

　　我认为人生很奇妙，当没有留余地的时候，并不会出现喜从天降的美事。

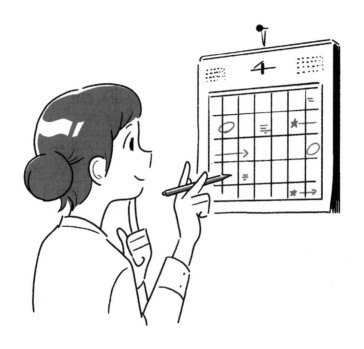

　　在忙碌的当下，当你在安排日程时，是否有无论平日还是周末，甚至连未来几周的约定都安排得非常紧凑，无法再安排新计划的情况呢？

　　我自己的情况是，为了见到想见的人，会以设定两成左右的余地为标准来安排日程。

　　当我的一天被安排得满满当当的时候，即使在物理上无法留出余地，我也会用正念法来创造心灵上的余地。在赴约之余，冥想几分钟，重新调整心境。不要对之前的心情耿耿于怀，创造心灵余地，前往下一个地方。

品尝内心的"寂静"

不否认寂寞的感觉，

寂寞也是我的重要情感。

无论是有家人的人，还是独自生活的人，都会突然产生孤独感，因为不安和寂寞而心烦意乱。

正念法认为无论是开心的感情还是悲伤的感情，顺其自然地去感受是很重要的。

如果你感到孤独，请在心情沮丧之前，先深呼吸，并将意识集中于"现在，我心中有寂寞"这一事实之上。

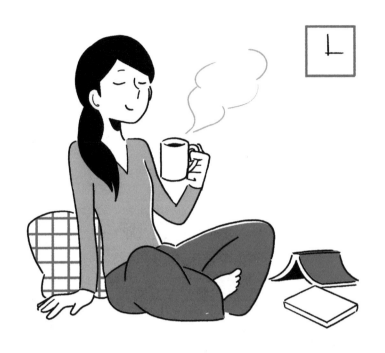

对于消极情绪来说，如果我们试图摆脱或者无视这种情绪，反倒会进一步加剧这种情绪。

但是，当你意识到自己有这一情绪时，注意不要评价或判断说"所以我不行"。

承认消极情绪并仔细感受，它将成为一个入口，引导你思考为什么会产生这种感觉。

正念是品味喜怒哀乐情感的练习。

在沐浴中进行正念练习

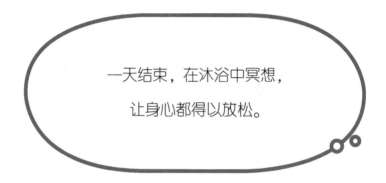

一天结束，在沐浴中冥想，

让身心都得以放松。

一天结束时，沐浴能让身体得以放松。如果在沐浴时顺便进行正念冥想，并将此作为一个习惯的话，也许就能持续改善。

一边注意身体的状况，一边慢慢地浸入水中，试着进行正念练习。这里推荐 38 摄氏度左右的温水沐浴。缺少沐浴条件的人，也可以在淋浴时进行正念练习。同时也建议用天然沐浴液，关掉灯光，点燃蜡烛，让自己进一步放松。

3

烦 躁 不 安

Frustrated

缓解烦躁情绪的习惯

你在平常是否总是忙碌，会突然烦躁不安呢？

在这种情况下，如果知道很多自己独有的

正念状态恢复法，心情就可以再归于平静。

"行走冥想"，顾名思义就是边走边冥想，

这里把它推荐给那些忙碌的人。

行走冥想——无论何时都能进行的冥想

　　正念行走也是禅宗的一种修行方式。在日本禅堂中，有一种修行被称为"行经"，主要是在打坐和打坐的间隔期间进行，也被称为"行走的打坐"。在佛教的世界里，有一位名为释一行的越南禅师，是他将正念法推广到了世界各地。一行禅师就很注重行走正念，每天都会安排时间，让修行中的僧侣感受行走冥想。让我们平复一下烦躁不安的情绪，把意识转到此刻的行走上吧。

　　首先要放慢脚步，用比平时更慢的步伐行走，先吸气再呼气，呼吸的同时向前迈步。这时，要开始关注脚，让呼吸和步伐协调一致，手自然摆动。在行走中，为了避免注意力分散，可以不用在意手的摆动方式。

　　不要总考虑那些其他必须得做的事，要注意此刻脚的动作。

从家到车站的路上就可以试一试，也不会被他人认为奇怪。

在工作时，建议利用去便利店的休息时间来转换心情。

行走冥想

⌄

1	慢慢吸气。吸气的同时向前迈步。
2	一边呼吸一边感知走路中的身体。注意抬起的脚、即将触碰地面的脚、慢慢贴近地面的脚的感觉和身体重心变动的感觉等。
3	重复1、2。

决定早上最佳
的启动时间

在一天开始之际，按下自己的启动键。

在时间紧迫的早晨，受困倦和忙碌影响，我们很容易无意识地开始工作和做家务等。但是，为了集中注意力，了解自己此刻在注意什么，下一刻又要注意哪里是很重要的。

让我们在头脑和心里规定一个表示"开始行动！"的启动信号吧。

与其随随便便地启动，这样更能感觉到心情和大脑开始积极地运转了。

情况因人而异，也有人把做动作和启动联系在一起。让我们找到自己的开关吧，比如"每天早晨在床上做身体的拉伸运动就是属于我的启动键"。

仔细地洗脸

每天早上洗脸时，

只将注意力集中在洗脸上面。

　　我们每天都会通过洗脸来清洁面部，但是，有时也会因为觉得"洗脸真麻烦""好困"等原因，在洗脸时心不在焉、敷衍了事。

　　洗脸要仔细洗，这很重要，"仔细"换句话说就是用心，专注于洗脸本身。

　　一边洗脸，请一边思考下一步行动："接下来必须做什么。"

　　如果专注于被泡沫包裹的感觉和让人感觉舒服的水流，不仅是有污渍的皮肤会变干净，而且心情也会变好。

　　实际上，最近有研究数据显示，在洗脸时进行正念练习，会使人放松和消除压力。

不选择在公交地铁上焦躁不安

> 无论何时，选择烦躁，
>
> 还是选择冷静，均由自己决定。

　　在人满为患的公交地铁上，所有人都感觉"压力山大"。

　　对于这段令人难熬的时间，即便只是一小会儿，也希望大家尽可能平心静气地度过。

　　虽然从物理角度上无法逃脱，但自己可以选择反应的方式，是要烦躁，还是要平心静气。比如，当他人的身体碰到我们时，我们会条件反射地充满愤怒，但也可以选择察觉自己的内心感觉，心想"啊，我刚才烦躁了

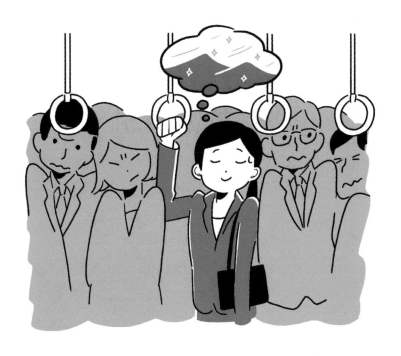

啊"，然后不再耿耿于怀。这也是一种小小的正念练习。

　　我自己的情况是，在乘车时，会打开冥想软件或者倾听拉环的声音。你可以试着专注于倾听拉环的声音，以此来验证这种方式是否有效。这样你就会惊讶地发现平常并未察觉到的"咯吱咯吱"的声音。将注意力集中到平常不会注意到的地方，也是正念练习的一种方式。

等红绿灯是调整
心情的好时机

调整心情只需一瞬间，

让心灵在闲暇时休息。

等一次红绿灯可能需要 10 秒到 1 分钟左右。

你可以百无聊赖地看手机，但也可以把这个难得的闲暇作为调整自我状态的时间。

在等待红绿灯的过程中，请试着有意地慢呼吸几次，或者只认真地进行一次舒缓的呼吸。

觉得"忙到连休息的时间都没有""忙到没时间静心"的人，请试着在这段简短的闲暇时间里让内心获得休息。

即使物理休息时间有限，但如果采用正念法，就可以无限地创造让心休息的时间。

让自己变成会出声
问候的人

就算别人不回应也没有关系，

重要的是自己主动问候。

当心情还未完全准备好上班时，问候也会变得心不在焉，容易迷迷糊糊地说："早（上好）"

这一问候，究竟是对谁说的呢？

问候本来是对接受问候的人说的话。

让我们确认对方在场，看着他的眼睛响亮地说声"早上好"吧。

就算对方不同我们对视也可以。

重要的是在这个瞬间，你正面对着对方。

在电梯中数呼吸的次数

坐电梯是练习控制注意力的机会。

电梯是为数不多的，与其他人在一起也能自然地保持沉默的地方。

在周围人不投以怪异眼神这一前提下，我们可以把短暂的移动时间悄悄地转变为练习正念的时间。

在到达目的楼层之前，通过数呼吸的次数来专注于呼吸吧。

这个时候重要的是，一边把意识集中在呼吸上，一边注意外界情况，如"刚刚是几楼来着？注意不要坐过"。

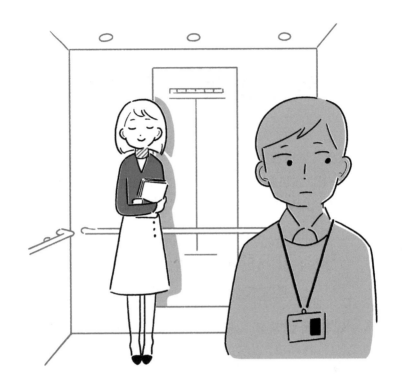

即在专注的同时，也关注外界环境，当意识跑太远时，就用认知的力量，再集中注意力。

关于控制意识的观察冥想练习，详见第 4 章开头的说明。

正念是提高注意力的练习，重要的是依据不同的场合使用不同的注意力。

双手端着杯子喝水

看似平常的动作，

只要用心，就能调整心情。

　　在禅宗的世界里，日常动作要全身心地认真对待，这被认为是一种修行。

　　不是单手拿起筷子和茶碗，而是双手拿起，专注于现在这一动作上。

　　在工作中，你是否会一边打字，一边单手拿起杯子，对着屏幕喝饮料呢？

　　试着只专注于此刻喝水的动作上吧。

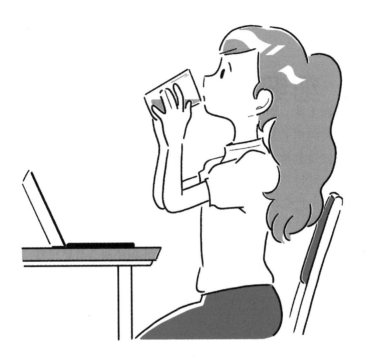

喝瓶装水的时候，双手拿起直到喝完后把瓶盖拧上。

用马克杯也要以一只手为支撑，另一只手附在杯子上，认真地喝水。

仅仅几十秒的动作，也是很简单的动作，但在自己心中却能产生对其他事物关怀备至的心情，可以品味到如杯子的温度或水流过喉咙的感觉等各种各样的刺激，进而重新调整心情。

细细品味一粒巧克力

思考是因肚子饿了想吃，

还是因烦躁想吃。

打开巧克力袋后发现，不知何时袋子已经空了。

本不打算一次性全部吃掉……

想要控制住自己吃零食却控制不住时，用正念法全身心地专注于此刻的"一口"上吧。

会吃撑的人，当想吃的时候，考虑一下"吃的目的"吧。

想吃点心，是因为肚子饿吗？

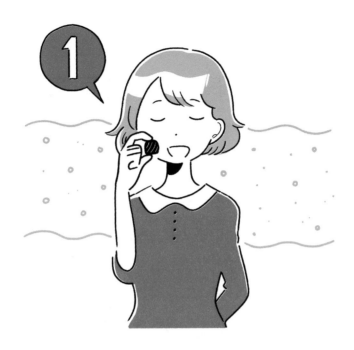

还是因为内心躁动不安？很多时候，人们只是为了安抚心情才想吃东西。

试着离开座位，在公司所在楼层快步走走，心情可能就会有所转变。

即便如此，仍然想吃东西的话，就集中精力只吃一口吧，即使只有一粒巧克力，也要慢慢地花时间来品味美食带来的幸福。

细细品尝巧克力融于舌尖时的甜味和香味吧。

为了能实现品尝巧克力，我也推荐你买高级巧克力。

意识到身边人的呼吸

要在心底保留一份余裕，

使自己能注意到身边人的呼吸。

我们常说"要察言观色"，但是比起察言观色，更重要的是感受气氛，我们要冷静和具备观察力以感受这些气氛。

在会议等紧张的场合中，在场的很多人的呼吸有时会变浅。

让我们观察一下，旁边座位上的人的呼吸有没有变浅。

但要观察别人，首先自己必须要冷静，要意识到自己的呼吸。

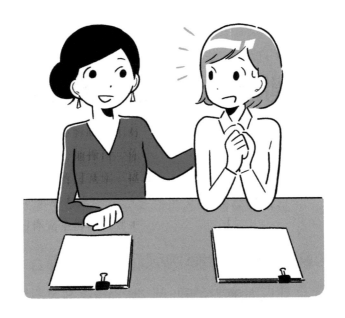

让自己冷静下来，然后观察周围人的呼吸是深还是浅。

特别是会议的主持人，或者发挥组织作用的人，当然最好能留意到周围所有人的呼吸。

重要的不是想要控制那个场合，而是要让场面呈现冷静态势。

使所在的场合产生一体化的感觉，且能够察觉气氛是否发生了变化。

如果有人呼吸变浅，感到紧张，我们也可以试着和他说一声："要不要深呼吸一下呢?"

找到自己的秘密避风港

只要一想到有个能让心灵沉静下来的地方，

那么即便是至暗时刻，也可以克服。

　　找到"回到这里，心情就会沉静下来"的那个只属于自己的避风港，生活就能稍微变轻松。对象可以是音乐也可以是照片，创造"只属于自己的锚定现象"。

　　脑科学的研究证实，地点或事物与感情的记忆是相关联的。

　　通过利用这一构造，在长时间度过的地方，嵌入能让人回想起正念状态的事物，这很重要。

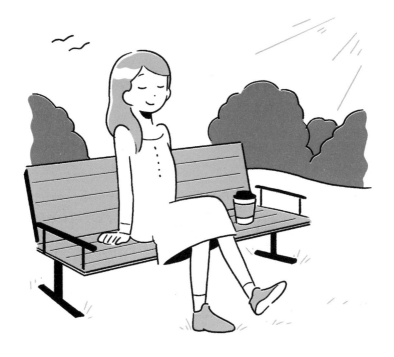

　　例如，我总是随身携带家人的照片，当我不经意中
看到它时，就会再次寻回乐趣和内心的平静。

　　还有其他方式，比如，办公室中可以看到喜欢的景
色的窗户、附近公园里能独坐的长椅、一听就能心动的
曲子等。当有这些时，就能随时把自己提升到一个良好
的状态。

在酒店的休息室中喝茶

偶尔待在不同于往常的

舒适环境中，舒缓心灵。

待在舒适的商店里，会让躁动不安的心灵平静下来。

连锁咖啡馆当然很方便，但作为对自己的奖励，偶尔去酒店的休息室看看怎么样呢？

缓缓流动的空气，优质的服务让人放松。

我的建议是，选择有水火的地方，这些地方据说能让"气"变好。

自古以来，据说水能洗净邪气，火能驱除邪气。

另外，即使不是酒店的休息室也可以。如果有能让人感到惬意的、自己喜欢的店，也有助于调整心情。

伴着花香散步

敏感到能感知淡淡的、天然的香味。

在日常生活中感受四季，即是把意识转向"此时此刻"。当我们忙碌时，视野会不自觉地变窄，无法察觉日常生活中细微的变化。

稍稍将意识转向街上树木的变化和路边绽放的花朵，伴着大自然清香的气味闲庭信步。如果能走到公园等地方就太好了。

现代女性常常被衣服、化妆品等人工香味所裹挟，偶尔也试着把心放在大自然的温柔香里吧。

一边感知香味一边泡茶

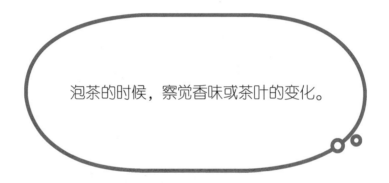

泡茶的时候，察觉香味或茶叶的变化。

人们平时都是漫不经心地饮用茶或咖啡。

如果把意识转向那份想喝的心情、香味以及泡茶之前的时间，在日常生活中也会产生调整心情的效果。

虽然我平时喝咖啡，但也会根据当时的身体状况，来选择饮用红茶、花草茶或白开水等。

让五官专注于烧水声和沏泡时散发的香味吧。

请珍惜这一亲力亲为的特别时间。

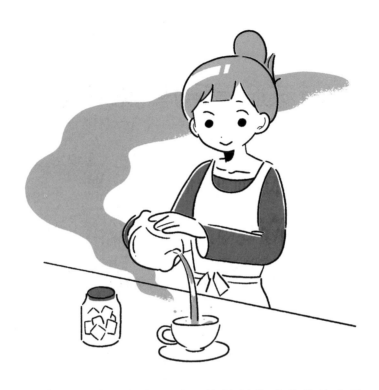

　　抑或是在家里养花，然后将其制作成花草茶也是不错的选择。

　　新鲜的花草茶比干燥的花草茶香味更佳，而且是用心栽培的花草，所以更是别有一番韵味。

　　初学者可以试着从薄荷或迷迭香等比较容易栽培的花草茶开始做起。

发送信息前要深呼吸

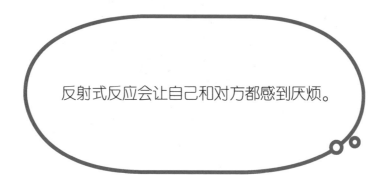

反射式反应会让自己和对方都感到厌烦。

人们在即时通信应用程序和 SNS 上与他人互动时往往会做出反射式反应。

如果将烦躁情绪原封不动地传递给对方，双方的互动也将陷入烦躁不安，致使双方产生厌烦情绪。

越是烦躁的时候，越要试着深呼吸一次，找回自我后，再考虑如何回答。

正在生气的话，也可以过一段时间后再回答。

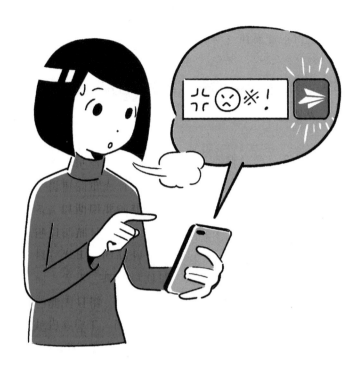

　　工作邮件也一样。在按下发送信息键前，深呼吸一下，思考"有没有对别人展露了不好的情绪"。

　　即使是事务性的邮件，如果能添加一句体恤对方内心的话语，那么即便对方不在面前，也能照顾他的心情。

　　即使对方不在面前，也不要忘记屏幕的另一端有和自己一样的人。

办理下班的 "check out"

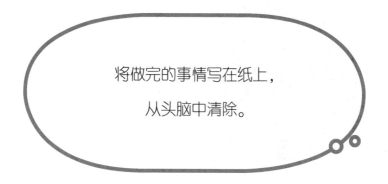

将做完的事情写在纸上，

从头脑中清除。

即使现在想专注，但当想起工作和家务等 "必须要做的事" 时，很多人又很难改变自己的意识。

这时，为了不让工作留在头脑中，请试着在工作结束时办理 "check out"。

跟自己说 "今天到此为止"，把没做完的事情写出来，将工作从头脑中 "剔除"，让自己的心下班。

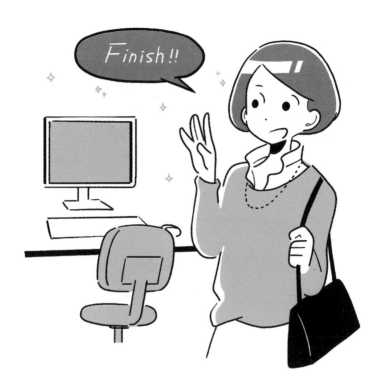

　　我会把 TODO（要做的事）写入智能手机的备忘录中，或者将明天要做的事全都写入笔记本后，再结束工作。

　　通过全部写出来，心情将得以切换。因此当回家和家人在一起，但又想起工作时，就可以避免陷入心不在焉的状态，留足时间陪伴重要的人。

使用完毕的东西或地方，
要清理得比使用前都干净

收拾使用完毕的场所，

让自己的心情也得以转换。

"比来的时候还美。"

这是在野营和体育活动的会场上能看到的标语。不仅是特殊场合，如果能随时注意做到使用后比使用前更美的话，就更好了。

这是我从一位认识的航空从业人员那里听到的事，据说日本前国足中田英寿先生在乘坐飞机时，会整理好使用过的毛毯和拖鞋等，总是做到将座位周边整理到比来的时候还整洁后才离开。

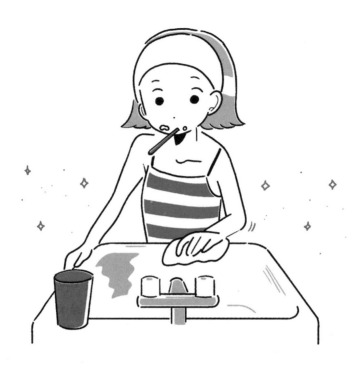

　　在日常生活中，我们是否也可以从这样的事情做起呢？比如，用完厕所或脸盆后使其更干净。离开房间前，先收拾一下再离开。

　　就像用纸快速擦拭洗脸池溅出的水一样，做一些简单的事情即可。

　　整理用完的地方能够成为调整心情的方式，如此自己的心情也将随之得以调整。

用双手打开和关上门

心不到位时，试着改变行动。

在日本，自古以来就有很多礼法和被认为是优美动作的"型"。

例如，把东西递给对方时，最好用双手而不是单手。

此时，即便心思没有100%集中在行为上，也能从行为中传递关怀对方之情。

用双手打开和关闭门，当你把东西递给对方时，用双手去递等，试着郑重地做好动作。

心理学上说，"改变行动就会改变心"，首先我们要郑重地行动，那么心自然也会变得郑重起来。

等待时间是"神明馈赠的空余时间"

我认为，突然出现的无所事事的时间是一份礼物。

在商店排队和等候交通工具的时间，抑或是被放鸽子时，自己的日程可能会被打乱，而越忙碌的人就会越烦躁不安。

但当我遇到这种情况时，我会觉得"突然有空余时间了，真幸运"，由此来改变自己的想法。

无论是焦躁不安地等待，还是在正念状态下等待，等待时间是相同的。这样的话，对于突然降临的这段时间，如果将其想成是神明馈赠给自己的礼物和调整心情的宝贵时间，就能更开心吧。

不是从天气预报，而是从天空的样子来感知天气

大自然就在身边，

我们应拥有发觉的心、感受的心。

在这个便捷的时代，几乎所有人在外出前都是通过电视或智能手机了解天气预报。

但是请不要马上看手机，而是先打开窗户呼吸外界的空气，仰望天空，用自己的身体感受天气。

充分运用五官，试着慢慢观察云彩的形状、空气的潮湿、风的流动等。

从云的运动中，你可能会感觉到今天阳光会变强，或者从空气的沉重感中预测下午会有雨。

即使不出远门，只要仰望天空想象天气，便能刺激五官。

4

渴 望 休 息

Take a Rest

决定：这一天让自己休息

偶尔不安排涉及他人的计划，花点时间让自己放松，

这是奢侈的时间使用方式。

腾出时间来面对自我的意识，

成为一个能够控制意识和情感的人。

通过观察冥想， 训练像小狗似的 "意识"

观察（open monitoring）冥想是察觉到注意力不停跳转于各种地方的同时，集中注意力的冥想方式。

意识就像是在主人没有注意到的时候，自由地跑到各个地方的小狗。

就像需要对刚开始养的小狗进行管教一样，我们也需要通过训练来控制意识。

在观察冥想中，我们会从远处观察像小狗一样的意识正向何处移动，需要的话，则把它叫回身边。当"小狗"乖乖回来时，一开始也不要忘记满意地品味一下喜悦之情。

一边关注自己，一边关注身边事物。注意此刻正在发生的事情，注意自己的意识移动到了何处，试着让注意力充满变化吧。

观察冥想

⌄

1	首先要端正姿态，关注呼吸。
2	在这种状态下反复进行呼吸的话，会出现走神的情况，也可能会浮现出杂念。
3	当意识游走到了某个地方时，不要慌乱或焦虑，而是要发觉自己正在走神，再慢慢地让意识回归到呼吸中。
4	重复2和3，渐渐地就会发觉意识在何处游走，而且，即使意识正在发生变化，也可以继续专注于呼吸。

亲近大海，赤脚漫步海岸

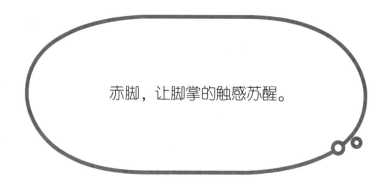

赤脚，让脚掌的触感苏醒。

请稍微回想一下，自己最后一次赤脚走在外面是多久以前呢？

儿时，我们想要外出的话，会立刻脱掉袜子，赤脚去玩耍。但当成年后，则会在意他人的眼光和污渍，赤脚上路的机会变得越来越少。瑜伽也认为关注脚掌很重要。

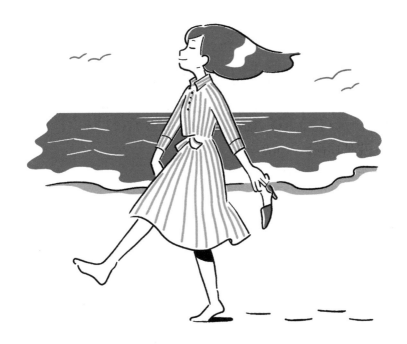

脚掌被称为第二心脏，它是非常重要的身体部位，甚至有研究称赤脚有益于健康。

难得赤脚，何不行至让人心旷神怡的海边，赤脚漫步海岸呢？感受沙子或海水的触感等，让身心专注于不同的触感，感受重获新生般的新鲜感吧。

步犀寻山，漫步于林，被郁郁葱葱的大自然所环抱

在心情舒畅的地方，舒缓紧张情绪。

在大自然中进行正念练习，会让人心情愉快，让呼吸加深。研究也表明，置身于森林中，可以减轻压力和提升放松身心的效果。

步犀寻山、漫步于林，呼吸沁人心脾的空气，环视青翠欲滴的一草一木，然后试着进行正念式呼吸。不具备去往远处山中的条件时，可以去往被树木所环绕的公园，感受怡然自得的状态。重要的是去让自己感觉"舒服"的地方，因为那里能够纾解紧张，重新找回那份充沛的精力。

登高望远

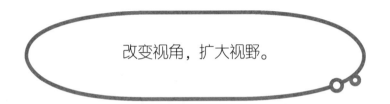

改变视角，扩大视野。

　　改变视角就可以看到不同的世界。当映入眼帘的信息产生变化时，诚如前述，视野也将变得宽广，负重前行的心灵有时也会变成轻装上阵。

　　对于所在地附近有大厦的人，在处于进退维谷状态时，可以到大厦顶楼去远眺外界的景色。我推荐像这样改变视角。

　　从高处瞭望，当注意到有别于往常的景色时，心情也会随之改变，疲劳也会缓和。

　　事先调查一下办公地点附近的大厦等，并将其作为心情调节站也是一个不错的选择。

停用社交软件

没有什么事"必须马上回复"，

按照自己的节奏同社交软件相处。

　　社交软件本应是为我们提供方便的工具，但是我们经常会无意间浏览过头，或者纠结于回信的时机，经常出现我们反被其控制时间的情况。

　　偶尔"停用社交软件"，拿回没有网络的只属于自己的时间吧。

　　请先从离开家到不远处时，把手机放在家中做起。

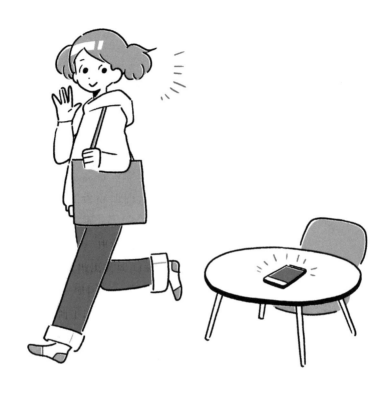

　　如果无论如何都感到不放心，可以只把社交软件删掉，随身携带手机，这样也会有效果。

　　使用电子邮件或 LINE 时，可能会觉得"必须立刻回复对方"，但是回复的时机应该以自己的节奏来定。

　　不要过被社交软件左右情绪的生活，自己的情绪应该由自己来选择。

　　当你暂时断绝与周围人的联系时，你可能就会注意到自己理想的生活方式和真实感受。

轻断食，体会空腹的感觉

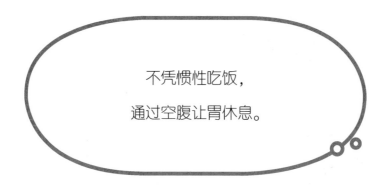

不凭惯性吃饭，

通过空腹让胃休息。

最近，在想减肥的女性和作为管理者的男性等人群中似乎正在流行 fasting（断食）。

虽然很难做到真正的断食，但不妨将一些"轻断食"引入日常生活中吧。让晚餐时间提前，拉长晚餐和早餐的时间间隔，有意识地创造饥饿感。

在禅修中，很久以前有这么一段历史。大家一天吃两顿，没有晚餐。并把一块被称为药石的温热过的石头放在怀中，忍受饥饿。

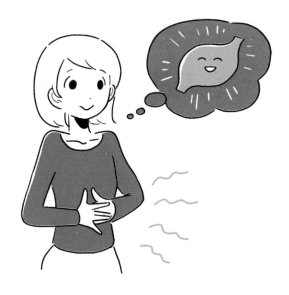

　　每天如此修行确实很辛苦，所以即便一天也可以，用自己的意志力创造出这种饥饿感的话，有时就能体会到专注的感觉。

　　如果你还认为一天必须吃三顿饭，可能会出现即使不饿，也会在习惯促使下吃饭的情况。

　　听听自己身体的声音，切莫凭惯性吃饭。

　　"空腹"容易给人一种痛苦的印象，但是当亲身感受之后，会意外地感受到胃在休息或者专注力，给人舒服的感觉。

一个人的小型旅行

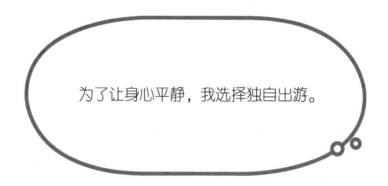

为了让身心平静，我选择独自出游。

出游时，用相机拍下美景和美食，再上传到社交软件中，已成为理所当然的事了。

但是如果想刻意打造奢华时间的话，与其沉迷于拍照，不如充分感受一下只有此刻方能体会到的身处之地的空气吧。

一有空就会摸手机的人，建议带上自己喜欢的书同行。

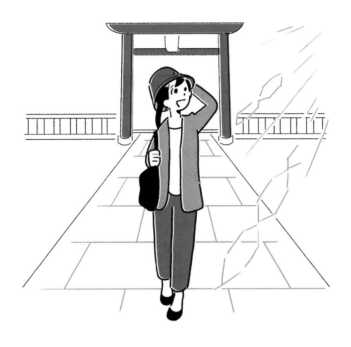

平时，当我没有时间旅行时，我会利用出差的机会，尽可能创造和自己单独相处的时间。

那时，我会决定不去拍照，而是仔细观赏眼前的风景。

当我决定不拍照时，就能强化对于此刻的专注力，更能享受时间的乐趣。

另外，在旅途中，切莫走马观花式游览名胜或店铺，而是放慢脚步去自己想去的地方吧。

如此或许将邂逅良人、美景等，收获比预期更大的快乐。

遵守与自己的约定

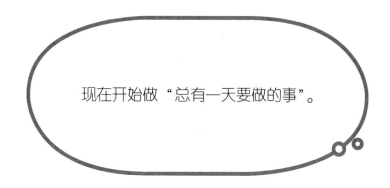

现在开始做"总有一天要做的事"。

　　在新的一年开始时，有人会想"今年想做这样的事啊"。

　　看了杂志，或者听了朋友的话之后，有人内心会反复出现"想试试"的感觉。

　　这是一件很棒的事，但是这样的"总有一天我想试试"的事情是否已积攒太多了呢？

　　正念练习中，将精力集中于此刻是很重要的。

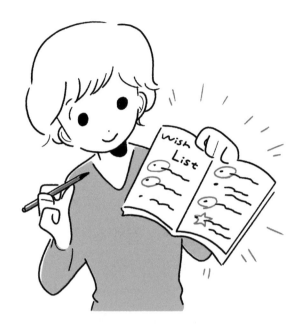

　　不需要因为永远都无法实现同自己的约定而产生负罪感，进而责备自己。

　　下个不再往后拖的决心吧。

　　将真正想做的事情编入计划，若真是心之所向，就要下定决心执行计划。对于真正想做的事，通过邀约他人、进行预约等方式将其实现吧。

只去见真正想见的人

比起去见下次想见的人，

不如去见"此刻"想见的人。

你有没有过说了"下次一起吃饭吧！"这种半社交辞令的话后，不了了之的情况呢？之所以拖延，在你的心中其实是有原因的。如果被说了"下次再聚"的话，也要当场就决定再聚日期，如果不打算再见的话，可以考虑狠心拒绝。

重要的是，此刻你虽有心再聚，但你对过去的执着和对未来的担心则会产生矛盾。

没有必要因社交辞令式的约定而考虑"那个约定怎么办"，那会让人心情沉重。

5

ffff

不 擅 交 际

Unsociable

通过保持恰当的距离
改善人际关系

人的大部分烦恼来自人际关系。
对于难对付的人或惹人生气的人等，
虽然我们不能改变对方，
但可以改变自己思考对方的方式。
本章将为您介绍如何通过正念做到
体谅他人、给心灵留以空间。

关怀冥想

如果你正因人际关系而心烦意乱，感觉心情正被自己讨厌的人所支配，这时可以试着进行关怀冥想，它将有助于你调整心情。

自然地调整姿势，并多次呼吸，同时慢慢地将意识朝向自己，让自己、重要的人、周围的人依次在头脑中闪现，同时反复体会右边的小标语。

不仅是对自己、家人、朋友等重要的人，对难对付的人也可以通过给予关怀，让自己心中的厌恶感平静下来。

全部思考完毕后，慢慢地让意识回到呼吸上，再睁开眼睛结束冥想。

在结束时，你将感觉到悠然自得的平静和关怀他人的温存。

关怀冥想

⌄

愿我的痛苦和悲伤消失，
愿我身心健康，
愿我平和且快乐。

愿我爱的人的痛苦和悲伤消失，
愿我爱的人身心健康，
愿我爱的人平和且快乐。

愿我的家人的痛苦和悲伤消失，
愿我的家人身心健康，
愿我的家人平和且快乐。

愿我周围的人的痛苦和悲伤消失，
愿我周围的人身心健康，
愿我周围的人平和且快乐。

（想起难相处的人）
愿难相处的人的痛苦和悲伤消失，
愿难相处的人身心健康，
愿难相处的人平和且快乐。

（把意识朝向整个地球）
愿所有生灵的痛苦和悲伤消失，
愿所有生灵身心健康，
愿所有生灵平和且快乐。

认为眼前的人 "Just like me"
（和我完全一样）

当眼前有人烦躁时，想象一下
他的人生，我们就会变温柔。

当某人让你烦躁时，有时你会对其进行非理性的谴责。

请停止这种做法，而是通过 "Just like me"（和我完全一样）这一感同身受的思维方式，让非理性情绪背后的爱心重新显现。

例如，当我乘坐拥挤不堪的公交车时，我就会这样思考。当有人推搡自己时，我们可以有意识地思考："那

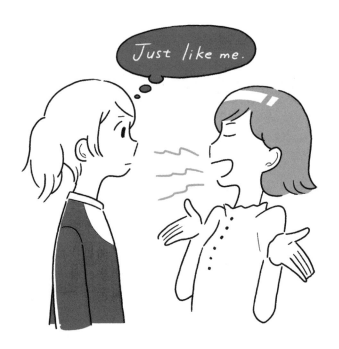

个人和我一样，也会被他人的言语所伤害，也在勉强努力生活着。"想象一下陌生人的人生，试着感同身受。

即便刚开始自己会不情愿，认为"不想理解！为什么要对这个人这么好！"但是，通过逐渐理解对方的立场和心情，就可以使自己内心的温情流露出来。

当温情不断流露、察觉不断增多时，最后我们要将意识移到呼吸上来。当某人让你怒火中烧、火冒三丈时，你可以将这一方式作为安抚心情的方式记下来。

送给对方名为"倾听"的礼物

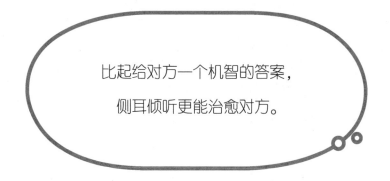

比起给对方一个机智的答案，

侧耳倾听更能治愈对方。

"听"是一个再正常不过的行为。

有的时候，即使我们打算倾听，脑子里也会想着别的事情，或者否定对方的话，或者条件反射般应答，而打断对方的话。

通过赠送"倾听"这一礼物，试着从心底倾听对方的话语吧。

首先，在对方讲话结束前，我们只需随声附和，仅仅是将注意力 100% 地集中到倾听上。

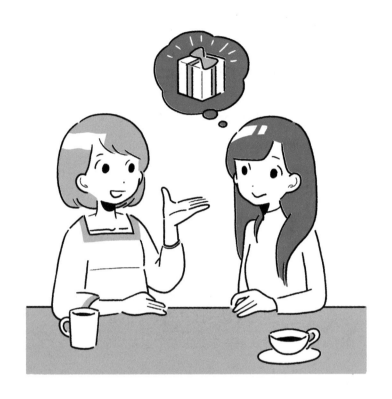

　　如此对方会感到自己被接纳，同时，我们也会发现自己心中的不同意见或感情。

　　我们也可能变得会替对方着想，想给对方提建议。但是那真的是为了对方吗？想说点什么，实际上其中暗含了一种自私的想法，即想要吐露自己心中浮现出的感情。

　　抑制想要表达自我心情的欲望，能够单纯地侧耳倾听，才是真正意义上的接纳对方。

面对不同于自己的人
要感同身受

> 如果面对与自己不同的人能够
>
> 感同身受，就不至于生气。

你认为"感同身受"这个词的含义是什么？

当我在企业研修中问及这一问题时，最常见的回答是，"贴近对方的心情和想法来理解对方"。但我认为的感同身受的含义不仅限于此。

除了上述含义外，我们还需求同存异，理解这些不同的心情和想法，这才是感同身受。

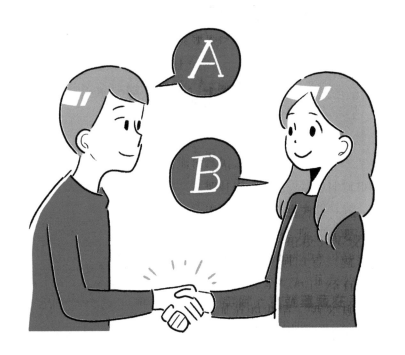

　　如果只做到前者，将只能停留在赞同、同情这一阶段。

　　我们容易把贴近对方的心情当作共鸣。但实际上，对方和自己的思考方式理应不同。即便不能同意对方的意见，也应该接纳对方此刻的感情。

　　因为无法同意，所以不能感同身受。这一想法背后是想通过说"不对"来拒绝别人的个人中心主义。如果我们能够停止评价和拒绝不同于自己的人，就不至于生对方的气。

正念式对话

比起给予建议，更重要的是反复
去接纳对方的话语。

对话就像投接球，在回球中包含了你的价值观和个人中心主义，有时也会打断对方想说的话语。

请自然地接纳对方所说的事实，再回复对方。

只需做到这一点，对话中对方便能感受到"被接纳"。

心理学中，将其称为"镜映效应"，而这种方法也被用在指导教育中。

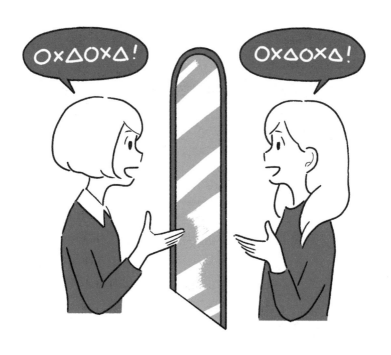

　　"是这样啊""是这种感觉啊"像这样仅仅是重复对方的话，对方便会认为自己被理解，被如实地接纳了。

　　比起解决问题，更重要的是理解对方。

　　但是如果持续通过镜映效应来随声附和对方的话，有时会看起来不自然，所以要注意不要附和过度。

思考 **50** 个赞美对方的词语

仅仅思考一下赞美的词语，就会涌现出正能量。

　　谦虚被称为美德，有很多人既不擅长赞美，也不擅长被赞美。

　　所以能发现别人优点的人的确是很棒的人。

　　赞美这一行为，需要洞察力和用语言表达的勇气，没有这两项则无法进行赞美。

　　先在脑海中浮现出对自己重要的人，再不断地列举出你认为好的地方。

　　出乎意料的是，即使是对非常喜欢的人，这一思考也会卡壳。

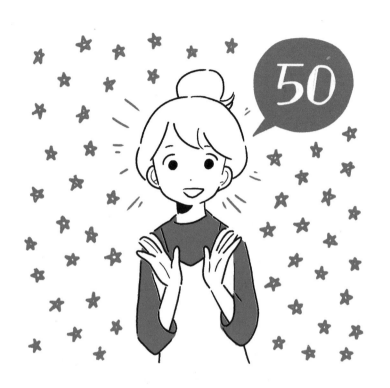

　　而真正重要的事正开始于此，这是一个机会，可以发现平时我们未能发觉的潜在魅力。

　　回忆一下对方平时的样子，从寻常小事中，找出实际上只有对方才具备的、富有魅力的特质。

　　这不仅能培养洞察力，而且也是一种可以更均衡地看待和理解事物的练习。它不光可以用在喜欢的人身上，也可以试着用在讨厌的人身上，这样便会消解厌恶感，有可能还会涌现出感同身受的心情。

思考 **50** 种感谢对方的话语，告诉对方其中的 **1** 种

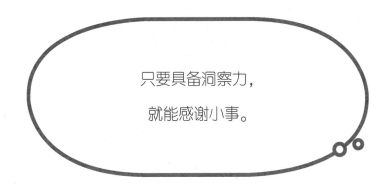

只要具备洞察力，

就能感谢小事。

　　在被称赞的同时，将"谢谢"这一感激之情转变为话语或文字，我们将能洞察到更多事物。

　　我推荐试着向某人写一封虚构的感谢信。写作可以帮自己更好地洞察对方。

　　和前一项一样，重要的是思考 50 种感谢的话语。

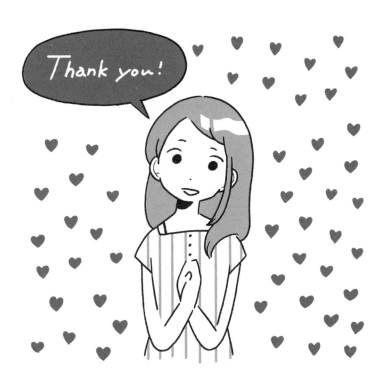

　　将注意力朝向自己无意中感受到的事上，就能从习以为常的事中获得新发现。

　　努力写下感激之情；然后，就算一个词也可以，请试着直接告诉对方。

　　这虽然需要一些勇气，但是当被告知后，大家都不会感到厌烦。从细微的行动入手，自己也会跟着改变。

要处理好与离别之人的关系

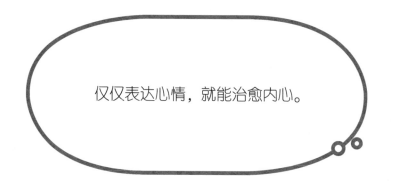

仅仅表达心情，就能治愈内心。

任何人都会走向死亡，但他们也会永远地活在我们心中。

如果还有想告诉对方的心里话，但对方却去世了的话，活着的人就只得带着这份遗憾继续生活下去。

通过交心的对话，来舒缓那份无处安放的情感吧。

面对面放置两把椅子，自己坐在其中一把椅子上，另一把椅子上是自己假设的想要对话的人。

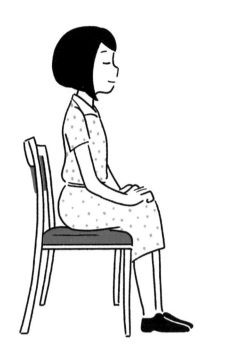
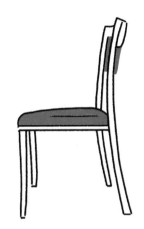

　　调整好呼吸，想象对方正在对面，说出未能说出的话语或者此刻的痛楚吧。即便对方并没有真的听到你说的话，但是通过吐露内心的真实想法，自己的心灵将被治愈。

　　这种方法不仅适用于人已去世的情况，还可以作为平时面谈前的一种准备。

心里想着"也许这是最后一次见他"再道别

是否还有"下一次"不得而知，
所以要全身心投入地面对对方

　　大多数人在失去了重要的人，且再也见不到之后，才能体会到感谢和爱，于是后悔地说道："如果当时……就好了。"

　　在分别的瞬间，试着用"也许是最后一次和他见面了"的心情来道别吧。只是这样想象一下，那一瞬间就会突然变为无可替代的时刻。当认真想象时，我似乎会热泪盈眶。对方的存在是不言而喻的，而当我们感受到这份存在的重要性时，也许就能吐露出那份平常不轻易吐露的真情实感了。

6

情 绪 不 稳
Too Emotional

让躁动不安的心平静下来

对未来感到不安，回忆往事而后悔，

不知为何，心情会变得焦虑不安。

要控制感情，重要的是承认并接受这样的负面情绪。

练习处理负面情绪吧。

恢复力冥想

所谓恢复力，是指"心理恢复力"。

我们每天都会面对各种各样的事，有时会感到沮丧、不安，有时也会受到打击。

如果我们能改善心理恢复力，就不会永远都困于悲伤的怪圈，而是能做到既来之则安之。

冥想的重点是同令人震惊的事件以及由该事件带来的消极情绪保持距离，并从各个方面进行观察。

首先，试着一边慢慢地呼吸，一边回顾一下发生的事情。

比如，当失恋后难过情绪萦绕心头时，请客观地从"为什么分手了?""我为什么依旧悲伤呢?"这些角度观察一下。

另外，当平静下来后，我们也要观察一下积极方面，比如"从这件事中我能学到什么?"等。

恢复力冥想

ᵛ

1 为了观察所发生的事，我们可以把这些事写在纸上使其可视化。准备一张白纸，写下失败或令人意志消沉的事。

2 将意识转向呼吸，进行正念冥想，重新设定一下自己的心理状态。

3 在另一张纸上写下，自己从失败中学到了什么，得到了什么经验，并积极地重新进行理解。你会发现无论是关于失败还是关于自己，都具有两面性，并将做出积极的选择。

给烦躁的心情起个名字并写下来

不责怪自己，承认自己有负面情绪。

有时候，即便我们心中知道覆水难收，还是无法摆脱烦躁的心情。

把意识转向这样的感情，用语言给它们贴上"标签"，这样就能结束负面循环。

像"感到愤怒""悲伤"等，在纸上写出来，或者说出来，列举出 10 种想到的感情。

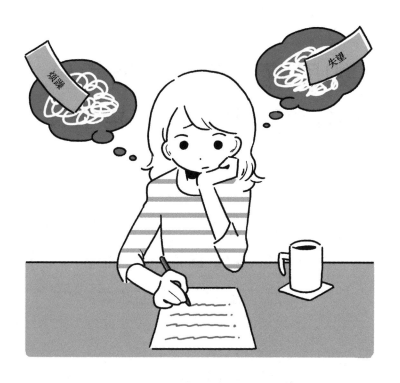

写在纸上或说出来，可以提高对自我进行客观观察的元认知能力，提高对于真我的理解，提升自我理解力。

这样一来，我们就能注意到因为焦躁不安等消极情感而被掩盖的自己的真心和感情。

需要注意的是，不要进行妄自菲薄的评价。例如，"所以说我不行""我不好"等。

只需触及内心情感，并接受自己的心情即可。

如果感到愤怒，请乘坐"西伯利亚北铁路"冷静下来

不要陷入愤怒，观察愤怒的自己。

在愤怒的瞬间，我们的身心都会被愤怒的情绪所吞噬。

原原本本地将愤怒用语言表达出来的话，之后有时也会后悔。在这种情况下，我在日本教授的谷歌人力资源开发方法"Search Inside Yourself"中介绍的"西伯利亚北铁路"将是一种有效的应对方式。

- Stop = 停止
- Breathe = 呼吸

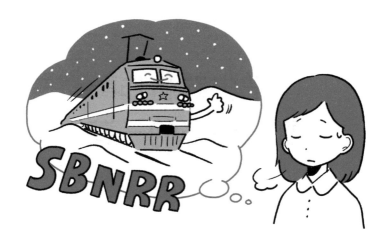

- Notice = 发觉
- Reflect = 仔细思考
- Respond = 反应

想一下用这些词汇的首字母组成的"SiBerian North Rail-Road"（西伯利亚北铁路）吧。

当我们感到怒火中烧时，首先要进行抑制。接下来要做几次深呼吸，与愤怒保持距离。

当心情稍微平复下来后，就要注意身体的反应和思考。

如"胃不舒服""肩膀抬高"等，愤怒经常会出现在身体的某个部位。

"为什么总是我呢?" "真窝火"等——最好能发觉到头脑中的怒吼。

当发觉到后，接下来要通过提问"为什么他会这么做? 我为什么会感到愤怒?"来重新思考此刻的情况和自己的心情。

另外，也建议通过思考"可能总是在以同样的模式生气"来和过去的自己做对比。

只有在采取了一系列措施之后，才可以进行应对愤怒的行动。

不要让自己变得愤怒，而是要让自己去经历愤怒。所以重要的是和愤怒保持距离。

把失败看作
"喜剧电影的一幕"

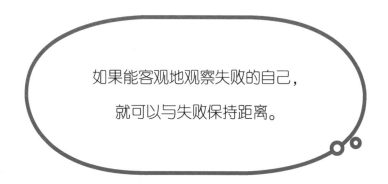

如果能客观地观察失败的自己，
就可以与失败保持距离。

无法忘记失败，想起来就会觉得很羞愧，你是否也有过这样的经历呢？

对于这种想忘记却难以忘记的羞愧场景，如果我们能将其作为电影的一幕来观察的话，看待方式也会发生变化。

首先要闭上眼睛，想象自己坐在电影院椅子上的样子。

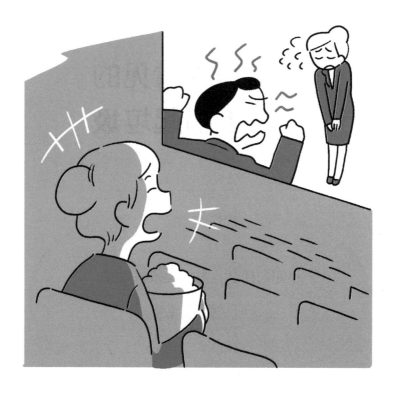

　　甚至可以想象到自己所坐的位置，想象一下银幕上放映的失败片段，只需要观赏这一片段即可。

　　银幕上的人不是自己，而是故事的主人公。"因为她现在正在遭遇失败，所以心情也一定是羞愧的。"像这样就能像观赏电影一样，同画面上放映着的那个自己保持距离了。

　　如果冷静地观察的话，就能理解羞愧的情感是如何涌现，由此便可以回归正常的自己。

在没有人看见的
情况下拾起垃圾

不知为什么，为他人做好事时，

自己就会变幸福。

　　有研究显示，当对他人温柔时，我们心中的幸福感就会提升。但是，每天光是自己的工作已让人应接不暇，甚至无法看到他人的求助信息。参加志愿活动或者向陌生人打招呼并不容易，如此便首先在目光所及之处，日行一小善吧。

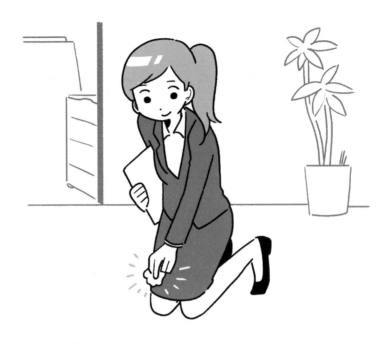

　　比如，默默地拾起掉落在公司地板上的垃圾，快速地擦拭用毕的洗脸池上溅出来的水等。

　　在佛教中，自古就有"积阴德"的说法，指不求回报地行善。

　　做有利于他人的事，由此产生的快乐反过来又能温暖自己的心灵，让自己心满意足，这真是不可思议。

祈祷眼前陌生人的幸福

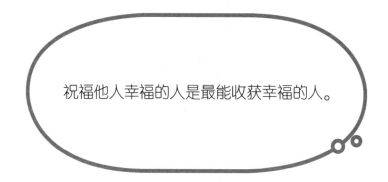

祝福他人幸福的人是最能收获幸福的人。

如果"想变得幸福"的话，那么先为此刻眼前的人、陌生但偶然在一起的人的幸福送去祝福吧。

正如"与人方便，与己方便"所表达的那样，原本向对方抒发的情感，因为是自己内心的情感，所以最终也将作用在我们自己身上。祝愿对方幸福，也和我们自己的幸福有关系。

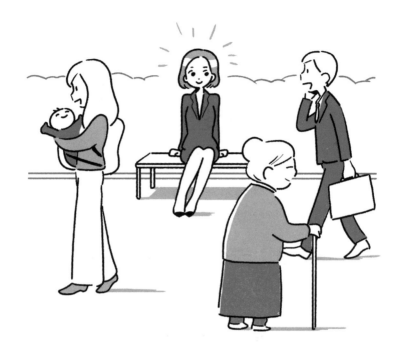

　　我经常做的一件事是，当走在路上时，将意识转向身边的陌生人，并祝福他们说"希望你幸福"。

　　不只是为 1 ~ 2 个人，而是为 5 ~ 10 人送上祝福，也不需要花费很长时间，要尽可能把幸福的祝愿送给更多的人。此时，不是祝福"在场所有人"，而是要看着他们并为每个人分别送去祝福。

　　本是对他人的祝福，但是送去的那份情感又会自然地感染自己，最后连自己也能体会到那份温暖的幸福之感。

承认"身体也有不舒服的时候"

无计可施时，就怪身体不舒服，然后放弃。

有时在身体不舒服，或者荷尔蒙平衡紊乱时，我们会被消极情绪所左右。

在这种情况下，试着把烦躁和郁闷的心情拟人化，并与其保持距离吧。

"因为荷尔蒙小朋友今天状态不对，所以我浑身没劲！真是没办法啊！"像这样，当自责的情绪逐渐缓和下来后，心中的阴郁也会消散。

没有谁能一直处于绝佳的状态。真的无计可施时，放弃即可。

一天感谢三件事

要养成看待事物时，

从积极方面思考的习惯。

下意识地只关注自己不够好的地方，有时也是没有办法的事。

正因为如此，那么在一天结束的时候，我们就一边回想当天发生的事，一边把想要感谢的三件好事写在备忘录上，然后再入睡吧。

每个人对事物的看法和想法都有着自己的习惯。

将消极看法转变为积极看法。比如，在看到半杯水的时候，不是看到"只有半杯水"，而是看到"还有半杯水"。要想实现这种思考方式的转变需要练习。

重要的是，这样你便可以在一天结束时，将美好留在心间，安然入睡。

7

迷途的羔羊

a Stray Sheep

变得更加喜欢自己，
对未来充满期待

在最后一部分中，我们将介绍"书写冥想"，

它是最合适的正念式自我调节实践法。

只需写在纸上，就会注意到连自己都未曾见过的自己，

所以在遇到必须做出的人生选择时，我会选择这种方式。

让思维变得有条理的 "书写冥想" ——日志

众所周知，事情写在纸上，能让思维更加条理化。

在正念中，还有一种名为"书写冥想"的方法。这种方法要求实践者将注意力集中在此刻，写出浮现在脑海中的词汇。

在书写时，首先决定主题和所需时间。

没有对一次书写时长的规定。但是如果是对略微烦躁事情的回想，可以花 5 分钟。而如果想认真地重新审视自己，可以花 15 分钟，根据主题来调整。

可以是以消除烦躁情绪为目的，提出"此刻烦躁的原因"这一问题，也可以围绕之后要介绍的价值观和目标等稍显宏大的主题而展开论述，由此便可思考自己的生活方式。

开始撰写日志后，把在脑海中所有围绕主题所产生的词语都写在纸上吧。

可以是单词，也可以是文章，写法自由。如果不足以称之为文章，也不要在意，先要流畅地写下去。

当停下笔时，请写下当时的心理状态，比如，"没有东西可写""什么都想不到"等。通过写下这句话，就能摒弃那种"必须得写点什么"或认为即便写了也没有用的观念，然后如实承认自己"没有东西可写"。

在书写方面没有规则，重要的是下意识地让自己的思维连贯起来。一边写，自己可能一边会意外地发现"原来我是这么想的啊"，由此发现自己的真实想法或者自己所珍视的价值观。

像这样，日志就能够强化发现新事物的能力和提升自我认知力，因此的确可以称其为"书写冥想"。

思考自己所珍视的事情

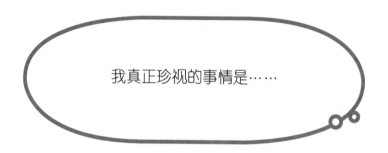

我真正珍视的事情是……

如果每天的生活都很忙碌，我们会感觉日子在那些"非做不可"的事情中转瞬即逝。

现在正从事的事情，是自己真心想做的事情吗？

如果能重新写出自己的价值观，也许就能想出自己真正想要做的事情。

当然，如果头脑中涌现出"没有什么重要的事！"的想法，也不要否定自己，而是要继续写下去。

不要勉强自己积极地进行思考，重要的是重新找回自己真实的状态和已经忘记的心情。

思考生命的意义

此刻，我的目标是……

很多人会在年初制定一个目标，但多数情况下，不久后就会忘记。

如果此刻的你对未来感到不安，这也许是因为你没有前方的目标和指标，所以产生了就像是在走一条前途未卜的道路上的感觉。

通过书写，让我们思考一下自己的长期目标和生命的意义吧。

我们的目标会根据所处状况和年龄发生变化，所以这个定期进行的心灵回顾，建议大家在每个重要的时间节点加以运用。

想象理想中的未来

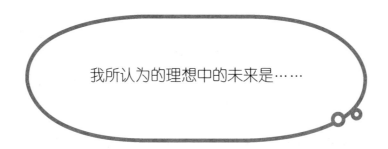

我所认为的理想中的未来是……

当思考理想中的未来时，你的脑海中会浮现出什么呢？理想的自己是在什么地方，和什么人，过什么样的生活呢？

此时，即便头脑中浮现出了与自己格格不入的词语，也请不要说"难为情""这不是我"这些关闭心门的话语。

写下来的内容不是为了展示给他人，写完之后也可以丢弃。但要把浮现在脑海中的词汇，如实地全部写下来。

赞美自己

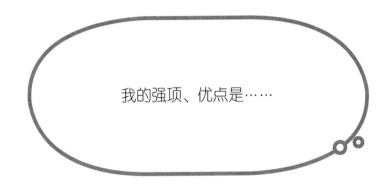

我的强项、优点是……

　　日本人不擅长赞美别人，更不擅长赞美自己。但是，你的身心都要比你所想的更努力，也更懂得忍受。或许你在平时并没有想过，但此时请多写一些赞美自己的话语吧。

　　即便出现类似"不对"这种否定的词语，也请将其写下来。这种谦虚的特质，可能也是自己的优点。保存好写完的纸，在心情低落的时候再拿出来看一下，能量自然就会涌现出来。

创建 "100 个梦想" 列表

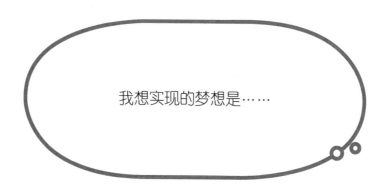

我想实现的梦想是……

当听到"梦想"一词时，我们首先想到的可能都是些非常宏伟的事。

但是，这里要写出的梦想也可以是一些小事，比如"吃便利店的高级肉包子"。

总之，从这些小事开始，试着写出 100 件自己想做的事。

重点是要对未来抱有美好的憧憬，一边写一边期待。

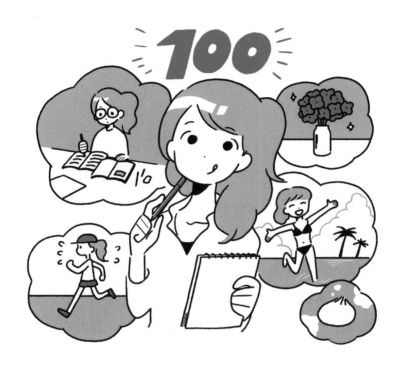

　　写完后，能立刻做的事要立刻去做。可以先在能立刻做的事情上做个标记。刚刚说的"吃便利店的高级肉包子"这种事情，今天应该立刻就可以做到。

　　即便想做，在多数情况下，我们也会找一些无法办到的借口，比如"金钱""休息时间""同行的人"等。但是，重要的是我们要摆脱认为自己"做不到"的判断。自己思考一下想做的事，养成一种忠实地执行这些想法的习惯，这样便能朝着自己喜欢的方向活下去。

后记
献给到目前为止一直努力着的所有女性们

"现代女性都很努力。但是，大家也都因这些努力而痛苦吧?"

这一问题正是我撰写本书的契机。

这些努力难道不是产生于"必须坚持""应该这么做"等，无意中让自己陷于困境中的、一直以来的时代常识或规则吗?

比如，必须结婚，必须生孩子，不应该离婚，必须好好抚养孩子，必须在职业生涯中取得成功等。像这样，大家都拼命地在迄今为止的时代轨道上不停奔驰。

"因为，不努力就是不行!"好像有这样的声音在耳边响起。

但是正是对于这样的人，我想对她说："嗯，是的，一直以来你真是付出努力了啊。但是，你的这份努力在将来真的能够换得幸福吗? 你真的需要这份努力吗?"

我们生活在一个即将迎来大变局的时代。时代在变，时代的常识和规则也在剧烈变化。

　　努力的人真正需要的是接纳并认可本我，然后在自己一直以来所走的路上驻足片刻，理解一下持续努力的自己。不要囿于社会上的常识或规则。在今后的新时代中，一定要发觉自己真正的幸福。我们经常会听到"去找寻真正属于自己的幸福吧""按照自己的方式去生活吧"等话语，但我认为这些话语并没有告知我们实现这些话语的关键方法。

　　如何寻找这些关键方法呢？**实际上它就蕴藏在那些伴随努力而产生的痛苦情感之中，且需要我们发觉、面对。**这些痛苦情感可能产生于囿于社会常识或规则的自己，而它们其实并不属于自己。

　　合理地认知这些感情，有助于提升自我幸福感，发觉本我的前进方向。

　　所谓的正念，是一种让内心归于平静的技术，是一种发觉到自我之外的、让自己束手束脚的事物，而最终回归本我的技术。

　　本书的撰写曾得到泉爱女士、小野泽绫花女士、岸本早苗女士、户塚真理奈女士、富冈麻美女士基于亲身经历和个人知识的协助，在此我谨表谢意。

同时也非常感谢野本有莉女士、大岛理惠女士，她们认为正是那些努力着的女性才需要正念，并热心地对本书的企划提出了建议。

最后，对一如既往支持我工作的 MiLi 的女性朋友们、木藏 Shafe 君子女士、藤田ゆりか女士表示感谢。谢谢。

2018 年 5 月　荻野淳也

参考文献

『世界のトップエリートが実践する集中力の鍛え方ハーバード、Google 、Facebook が取りくむマインドフルネス入門』

荻野淳也、木蔵シャフェ君子、吉田典生著、日本能率協会マネジメントセンター『サーチ・インサイド・ユアセルフ——仕事と人生を飛躍させるグーグルのマインドフルネス実践法』

チャディー・メン・タン著、一般社団法人マインドフルリーダーシップインスティテュート監訳、柴田裕之訳、英治出版

『スタンフォードの脳外科医が教わった人生の扉を開く最強のマジック』

ジェームズ・ドゥティ著、関美和訳、プレジデント社

『JoY 』

チャディー・メン・タン著、一般社団法人マインドフルリーダーシップインスティテュート監訳、高橋則明訳、NHK 出版

荻野淳也

一般社团法人正念领导力研究所代表理事。

庆应义塾大学毕业，担任外资顾问和风投公司的IPO负责人、董事，在领导力开发、组织开发领域，从事对部分上市公司及风投公司的咨询、培训、执行力训练。以任务管理、正念领导力、正念辅导为中心，聚焦领导和组织的本源课题，帮助领导和组织转型。谷歌SIY（正念课程）认证讲师。

庆应义塾大学研究生院系统设计管理研究科研究员，特定非营利活动法人"增加好公司吧"的共同发起人。

合著有《世界精英正念课》（日本效率协会管理中心)，作为监修、解说参与过《通过漫画了解谷歌的正念革命》《斯坦福脑外科医生所学到的打开人生之门的最强魔术》等。

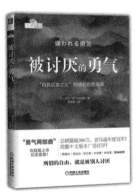

被讨厌的勇气："自我启发之父"阿德勒的哲学课

[日]岸见一郎 古贺史健 著

渠海霞 译

套装纪念版全新上市。

所谓的自由，就是被别人讨厌。

2017同名日剧热播，日韩销量均破百万，亚马逊年度冠军！

简繁中文版广受好评！蔡康永、曾宝仪、陈文茜、朴信惠、林依晨联袂推荐！

幸福的勇气："自我启发之父"阿德勒的哲学课2

[日]岸见一郎 古贺史健 著

渠海霞 译

套装纪念版火热上市。

去爱的勇气，就是变得幸福的勇气。

总销量超350万，亚马逊年度冠军！
简繁中文版广受好评！蔡康永、曾宝仪、陈文茜、朴信惠、林依晨联袂推荐！

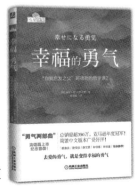

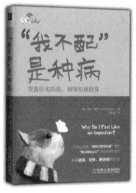

"我不配"是种病：货真价实的你，别害怕被拆穿

[日] 桑蒂·曼恩（Sandi Mann）著

丁郡瑜　译

你有"冒名顶替综合征"吗？

明明获得了成功和赞誉，却认为自己没有那么好。

成功都是因为运气，成绩实际上没什么大不了。

坚信总有一天会被发现是名不副实。

"我没有那么好"是成功者的诅咒。

70%的人曾被"冒名顶替综合征"困扰。

这本书将给予你一些知识和指导，包括来自哈佛、剑桥、斯坦福的忠告。

帮助你从这种感觉中走出来，更加自信，延续你的成功。

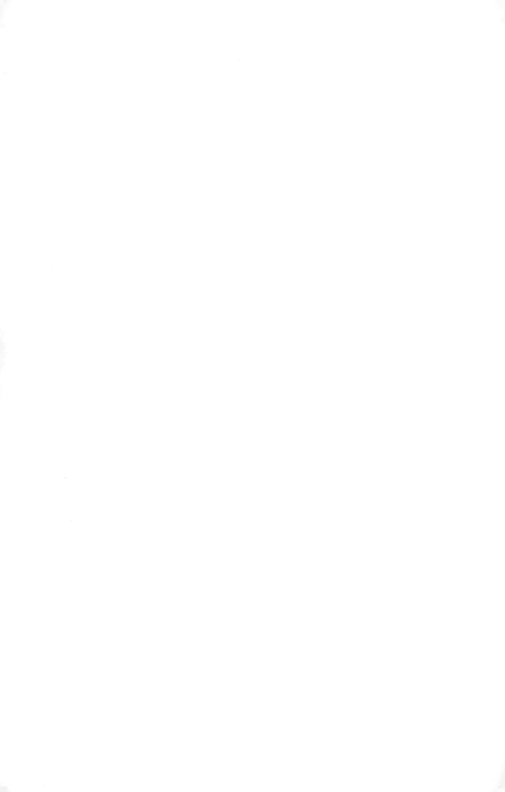